# DE LA
# PARALYSIE
DU
# NERF RADIAL

PAR

**LÉON CHAPOY**

DOCTEUR EN MÉDECINE

ANCIEN INTERNE DES HOPITAUX CIVILS ET MILITAIRES DE BESANÇON
ANCIEN PROSECTEUR A L'ÉCOLE DE MÉDECINE DE CETTE VILLE
LAURÉAT DE 1870-71

PARIS

CHEZ ADRIEN DELAHAYE, LIBRAIRE

PLACE DE L'ÉCOLE DE MÉDECINE

1874

DE LA

# PARALYSIE DU NERF RADIAL

# TABLE

DE LA

# PARALYSIE

DU

# NERF RADIAL

PAR

**LÉON CHAPOY**

DOCTEUR EN MÉDECINE

ANCIEN INTERNE DES HOPITAUX CIVILS ET MILITAIRES DE BESANÇON
ANCIEN PROSECTEUR A L'ÉCOLE DE MÉDECINE DE CETTE VILLE
LAURÉAT DE 1870-71



PARIS

CHEZ ADRIEN DELAHAYE, LIBRAIRE

PLACE DE L'ÉCOLE DE MÉDECINE

1874

DE LA

# PARALYSIE DU NERF RADIAL

## INTRODUCTION

### Définition. — But. — Division.

Dans tout travail scientifique, quel qu'il soit, il importe, avant de chercher à résoudre une question, de la formuler nettement. C'est ce que nous allons essayer de faire en nous demandant de suite : Qu'est-ce que la paralysie du nerf radial? La réponse paraît facile : elle l'est moins qu'on ne peut le supposer au premier abord. Pour éviter toute équivoque, voyons ce que, dans l'état actuel de la science, on entend : 1° par paralysie; 2° par paralysie d'un nerf.

Le mot paralysie (παρὰ, vicieusement; λυσις, faiblesse) dans son acception la plus étendue signifie : abolition complète ou diminution notable du mouvement ou du sentiment. Mais, si l'on se contente d'une définition si générale, on s'expose à de nombreuses confusions et à de grossières erreurs. Rien n'empêche, par exemple, de considérer comme identiques, la perte du mouvement suite d'ankylose et celle qui résulte de la section d'un nerf. Et pourtant, que de différences entre ces deux cas! Aussi, les auteurs ont-ils senti la nécessité de donner un sens rigoureux à l'expression dont il s'agit. On admet aujourd'hui qu'il y a paralysie « toutes les fois que les fibres musculaires ont perdu la faculté de se raccourcir sous l'influence des excitants ordinaires de leur contraction, excitants qui sont : ou l'impulsion de la volonté ou une impression sensitive donnant lieu à un mouvement réflexe ou enfin une action spontanée des centres moteurs (mouvements involontaires non réflexes) (1). »

De là deux grandes classes de paralysies, ayant pour cause une lésion organique ou fonctionnelle siégeant soit dans les muscles, soit dans le système nerveux central ou périphérique.

En procédant par voie d'élimination, nous rejetterons de notre cadre toutes les paralysies musculaires, ou du moins considérées comme telles, car leur existence n'est pas encore prouvée d'une manière irréfutable. Qu'elles soient dues à une ischémie locale ; à l'action d'un poison (plomb, sulfure de carbone, etc.) ; à une dyscrasie suite d'inanition, de maladies débilitantes, etc. ; ou à des causes traumatiques ; nous les laissons de côté, sans nous inquiéter de savoir si la fibre musculaire est la première atteinte ; si, au contraire, les houppes nerveuses sont d'abord altérées ; ou, si muscles et nerfs sont affectés en même temps. Ce n'est pas notre sujet et nous n'avons ni assez de science ni assez d'autorité pour résoudre ce problème.

Parmi les paralysies d'origine nerveuse, les unes ont leur point de départ dans la moelle ou dans l'encéphale : elles ne nous concernent pas ; les autres proviennent

(1) Axenfeld. *Elém. de path.* de Requin, 1863, t. IV, p. 423.

d'une lésion des nerfs; c'est à ce groupe qu'appartient l'akinésie du radial. — D'après ce qui précède, nous pouvons dire d'une façon générale : La paralysie d'un nerf est l'abolition plus ou moins complète et durable du sentiment ou du mouvement dans sa sphère d'action, alors que la cause n'a agi que sur le nerf lui-même, dans toute sa longueur ou sur un point quelconque de son trajet et en produisant des lésions appréciables ou non. — En ajoutant cette dernière considération, nous nous tenons dans une sage réserve, sans rien préjuger sur la nature des paralysies. Mais nous verrons que les nerfs qui en sont le siége présentent, dans l'immense majorité des cas, des modifications apparentes : c'est du reste, ce que les études microscopiques tendent à prouver. En démontrant les altérations produites par le froid, cette grande cause des paralysies essentielles, elles ont restreint considérablement la classe de ces affections, dont le mode de production si longtemps ignoré, plus compréhensible aujourd'hui, est pourtant encore entouré de bien des ténèbres.

Le radial est souvent paralysé en même temps que le cubital ou le médian, ou que ces deux nerfs à la fois. Ces derniers seuls se réparent-ils promptement ? on est encore en droit de désigner l'affection sous le nom *d'akinésie radiale*, sinon on se trouve en présence d'une paralysie du membre supérieur. Nous ne prétendons pas la faire entrer dans notre plan.

Nous avons ainsi limité notre travail : nous savons ce qu'il faut entendre par paralysie du nerf radial. Cette maladie, très curieuse au point de vue de ses symptômes, de son diagnostic et de son étiologie, offre un vaste champ aux considérations anatomo - physiologiques. Aussi, quoique étudiée depuis peu, a-t-elle attiré l'attention de bien des cliniciens et suscité les travaux d'habiles expérimentateurs. Mais chacun d'eux n'a envisagé qu'une face spéciale de la question : aucun n'a songé à faire un ouvrage d'ensemble. On ne trouve, à ce propos, que des notions éparses dans les différents ouvrages. Les quelques thèses qui ont trait à notre sujet, n'en ont également présenté qu'une partie. Il est oublié ou à peine mentionné dans les livres classiques les plus récents.

Rassembler ce qui a été dit d'important jusqu'à ce jour touchant la maladie qui nous occupe, — en donner une description complète, — établir une classification aussi exacte que possible des causes qui peuvent la produire, — étudier certains phénomènes intéressants dont l'explication est encore controversée, et, tout en signalant les desiderata de la science, — chercher dans quelle opinion des auteurs peut se trouver la vérité ; — faire, en un mot, la synthèse de la paralysie du nerf radial : tel a été notre but. Pour l'atteindre, nous avons fait tous nos efforts; mais des difficultés nombreuses nous auraient arrêté, si nous n'avions rencontré, pour nous aider à les vaincre, les savants conseils et les encouragements bienveillants de M. le docteur A. Ollivier, professeur agrégé à la Faculté de Paris, à qui nous devons l'idée de ces recherches. Nous sommes heureux de lui témoigner publiquement notre absolu dévouement et notre inaltérable reconnaissance.

M. le professeur Vulpian nous a ouvert son laboratoire et nous a guidé dans nos expériences avec une bonté égale à sa science. Qu'il nous permette de le remercier de l'honneur qu'il nous a fait en acceptant la présidence de notre thèse.

Nous avons soutenu quelquefois des idées contraires à celles qu'ont émises des médecins éminents de notre époque. Notre sincérité fera excuser notre hardiesse. Du reste, nous pensons avoir apporté dans la discussion toute la courtoisie qui sied aux controverses médicales et tout le respect dont l'élève ne doit jamais se départir vis-à-vis de ses maîtres.

Après avoir exposé l'historique de l'affection, nous présenterons d'abord quelques considérations indispensables d'anatomie et de physiologie normales du radial; ensuite l'étiologie; puis, successivement, la symptômatologie, le diagnostic, la durée, les terminaisons et le pronostic; enfin, les divers modes de traitement. Nous avons préféré, pour plus de clarté et pour éviter les redites, rappeler en temps et lieu ce qui a rapport aux nerfs mixtes en général, plutôt que d'en faire un chapitre à part.

# HISTORIQUE

Les anciens connaissaient les paralysies partielles. Nous lisons, en effet, dans Hippocrate : « Τὸ ψυχρὸν πολέμιον οστεοῖσιν, ὀδοῦσὶ, νεύροισὶν, ἐγκεφάλῳ, νωτίαὶῳ μυελῳ· τὸ δέ θερμὸν ὠφελίμον (1). Celse dit d'une manière encore plus explicite : « Per imbres longæ febres, alvi dejectiones, angina, cancri, morbi comitiales, resolutio nervorum quam Grœci παραλυσιν nominant (2), » et ailleurs : « At resolutio nervorum frequens ubique est : ea interdùm partes infestat (3). » Nous pouvons remarquer de suite que l'action du froid avait attiré leur attention. Ils avaient aussi observé que le traumatisme peut produire des paralysies locales. Quelques-uns font remonter jusqu'à l'illustre médecin de Cos les premières relations de paralysie suite de luxations. D'autres, et Galien principalement, les attribuent à Erasistrate. Ce dernier, au dire de Rufus d'Ephèse, aurait soupçonné l'existence d'une distinction entre les nerfs sensitifs et les nerfs moteurs. On sait que plus tard Galien, dans un cas resté mémorable (paralysie du nerf cubital), exposa, devant ses confrères étonnés, cette même opinion que Magendie, en 1822, devait élever à la hauteur d'une démonstration rigoureuse par des expériences justement admirées.

(1) *Œuvres complètes, éd. Littré*, t. IV, p. 539, § 18.
(2) Lib. II, préface, ch. I.
(3) Lib. III, Ch. XXVII.

D'après cela, on pourrait croire que la paralysie du nerf radial a été de tout temps connue et étudiée. Jusqu'à notre siècle cependant nous n'en découvrons aucune trace. A quoi peut-on attribuer ce silence? La connaissance de l'anatomie et de la physiologie était grossière assurément, mais, comme nous venons de le voir, elle était suffisante. Du reste, il n'était pas plus difficile alors de reconnaître une paralysie du radial qu'une paralysie du cubital, pourvu toutefois que la cause fût traumatique.

En conséquence, à moins d'admettre qu'aucun cas de ce genre ne se soit offert aux médecins des temps passés, ce qui ne se conçoit pas, ou bien de faire à ceux-ci le reproche non fondé d'avoir mal vu et mal observé, nous avouons notre incompétence à trouver la raison de cette lacune dans leurs ouvrages.

Nous avons fait une réserve à propos des akinésies du radial de cause peu apparente (froid, etc). On a très bien pu les confondre autrefois avec les paralysies saturnines des extenseurs, dont l'histoire remonte à Nicandre et à Dioscoride. Galien, Arétée, Paul d'Ægine, Paracelse, Boerhaave, Avicenne, Fernel, Huxham et d'autres, cités par Tanquerel des Planches, écrivent sur cet épiphénomène de l'empoisonnement saturnin sans rechercher si d'autres causes que le plomb peuvent produire un accident semblable. Si l'on songe aux faibles moyens dont ils disposaient pour arriver à reconnaître une maladie, on doit regarder leur erreur comme à peu près inévitable en présence de la sérieuse difficulté que soulève le diagnostic étiologique de la paralysie radiale.

Celle-ci demeurait donc inconnue, tandis que les autres étaient indiquées avec soin et que leurs causes étaient activement recherchées. Nous n'en voulons pour preuve que les passages suivants : « La paralysie survient aussi à la langue, œsophague, vessie, verge, yeux, bref à toutes les parties... » « Car paralysie se fait, ou estant le nerf coupé, comme aux grandes plaies : ou estant le passage d'iceluy bouché comme en l'apoplexie : ou estant sa substance abreuvée et mollifiée de quelque humeur subtile ou par quelque grande intempérature, tellement offensée, qu'elle ne peut recevoir l'affluence et la vertu de l'esprit animal. » (1)

Nous avons interrogé, presque en vain, la bibliographie de J. Franck (2), car nous n'en avons retiré que cette courte citation :

« J'ai vu un homme qui, dans un état d'ivresse, ayant passé la nuit dans un profond sommeil, la tête recouverte du bras et de la main droite, se réveilla avec la paralysie de ces parties (3). »

Desault, à la fin du siècle dernier, parle, après Swieten, des paralysies du bras consécutives aux luxations, mais n'en limite aucune au domaine du radial (4).

Les essais de Bell sur le rôle des paires nerveuses ouvraient une ère nouvelle pour l'étude des paralysies partielles : on se contenta d'étudier mieux celles que l'on connaissait déjà.

Ce n'est qu'en 1828 que parut la première observation de paralysie du nerf radial : elle est due à Alph. Ménard (5).

Quoique incomplète à beaucoup d'égards, elle avait cependant le grand mérite d'éveiller l'attention sur un fait non encore signalé. Mais elle passa presque inaperçue dans un moment où les grandes questions de nosographie médicale absorbaient les esprits.

Quelque temps après, Dupuytren observait un cas de paralysie du poignet à la suite de compression par les bé-

(1) *Œuvres* d'A. Paré, 10e éd., Cl. Prost-Lyon, p. 213-228.
(2) *Path.* 1838-1845.
(3) Craffman 1758. déc. V. Hamb. Mag. 22 B. 2 st. n. 3.
(4) *Clinique*, t. I, p. 153-154, 1798. — *Journal de chirurgie*, t. IV.
(5) *Gaz. de santé.*

quilles (1), et Teevan, un autre cas dû à l'excision du radial (2).

A l'article Contusion (3) Ollivier et Marjolin se contententent de dire que le radial, dans tout son trajet le long du bras est exposé à la contusion. Le *Compendium de médecine* (1836) après avoir signalé les akinésies du facial, des nerfs de l'œil et aussi du grand dentelé, ne mentionne même pas la maladie en question. Astley Cooper admettait qu'un seul nerf pouvait être blessé dans la luxation et que sa lésion amenait parfois l'engourdissement (4). Tanquerel des Planches dit avoir vu une paralysie simulant celle que produit le plomb, avec anesthésie des parties paralysées. C'était chez un tailleur qui, enivré, s'était couché sur l'herbe, à l'ombre, jusqu'à dix heures du soir au mois de juillet. « A son réveil, il s'aperçut qu'il ne pouvait étendre son poignet et ses doigts (5) ».

A propos de la paralysie des extrémités supérieures, Joseph Franck nous donne quelques détails. Il dit que parfois « l'avant-bras ne peut être étendu, porté en supination, en pronation :... les doigts ne peuvent être étendus :... il en est ainsi du pouce, de l'indicateur et de l'auriculaire (6) ». Mentionnons en passant les exemples rapportés par Pigeolet, Jobert de Lamballe (7) et par Cazeaux (8). Dans le premier, il s'agit d'un individu qui, ayant dormi en wagon, la tête sur l'avant-bras, se réveille avec une paralysie des extenseurs et des supinateurs; dans le second, le cubital était légèrement atteint et la cause probable était le froid; dans le troisième, il y avait paralysie des deux

(1) *Lancette française*, 1832.
(2) *Lancet.*, 1832-1834.
(3) *Dictionnaire* en 30 vol., 1830-1834.
(4) *Œuvres chirurg. comp.*, trad. de Chassaignac et Richelot. 1837, p. 1 et 80.
(5) *Traité des maladies de plomb*, 1839. T. II, p. 70.
(6) Loc. cit. T. III, p. 390.
(7) *Gaz. des hôpitaux*, 1846.
(8) *Revue médicale*, 1848.

avant-bras. Cazeaux, Sandras, Grisolle, en discutent la cause sans rien conclure. Nélaton (1) n'effleure même pas notre sujet. Enfin, en 1849, paraît une observation importante due à M. Bouillaud (2). Elle porte ce titre : Paralysie partielle idiopathique. Un homme, à la suite d'un mouvement de colère et d'un refroidissement du bras, avait perdu l'extension et la supination de l'avant-bras. Le fléchisseur sublime était un peu atteint. Aucun antécédent, pas de douleur. — Il est à regretter que l'illustre professeur n'ait pas donné son opinion sur l'étiologie de cet accident. Le commentateur de l'observation n'ose émettre son avis sur ce cas obscur.

A partir de ce moment, la paralysie du nerf radial va devenir l'objet de travaux importants. Les idées de Graves et les expériences de Magendie, de Longet, de M. Claude Bernard, de M. Vulpian, etc., vont faciliter et rendre attrayante son étude.

De 1848 jusqu'à ce jour, un savant infatigable, M. Duchenne (de Boulogne) publie, soit dans les *Archives*, soit dans le *Bulletin de l'Académie de médecine* une foule de notes qui nous intéressent à plus d'un titre. Mais, ce que nous devons surtout indiquer, c'est la description si exacte de la variété *a frigore* qu'il traçait, en 1853, dans son *Traité de l'électrisation localisée.* Malgaigne regarde la paralysie des extenseurs à la suite de luxations comme plus fréquente que celle des fléchisseurs. « J'ai réduit au quarante-deuxième jour, dit-il, une luxation sous-claviculaire compliquée de paralysie incomplète du bras. Les extenseurs étaient surtout très affaiblis; mais il y avait eu avant moi de nombreuses tentatives (3). » Deux ans après, Paget (4) apporte sa contribution à l'étude des variétés de paralysie

(1) *Path. chirurg.*, 1847-48.
(2) *Gaz. des hôp.*
(3) *Traité des fractures et des luxations*, 1855, p. 553.
(4) *Lectures on surgical Pathology*, London, 1857.

radiale par traumatisme. Jobert de Lamballe (1) cite un cas de paralysie causée par la compression des béquilles et dit que ce n'est pas le premier de ce genre que l'on observe. Nous résumerons en temps et lieu un exemple de paralysie radiale parfaitement caractérisée, dû à Lecoq (2).

Krafft, de Mulhouse, en mentionne un autre (3), mais il ne parle ni de la contractilité, ni de la sensibilité, ni même des antécédents. Valleix (4), malgré ses études approfondies sur les névralgies, ne nous fournit aucun renseignement. Grisolle, qui avait imité d'abord ce silence, fait cependant, dans une nouvelle édition de son livre (5), un résumé succinct de la description de M. Duchenne. On trouve alors dans les journaux une observation de Chassagne (6) et une étude fort curieuse sur la paralysie des porteurs d'eau de Rennes (7). M. Axenfeld publie son *Traité des névroses* (8) et se contente de renvoyer le lecteur au livre de M. Duchenne. Michon, le 8 août 1865, fait un rapport sur un cas de paralysie radiale due à la compression d'un cal vicieux, dont M. Ollier avait su vaincre la fâcheuse influence. M. Hérard mentionne alors une paralysie des extenseurs par les béquilles (9).

M. Demarquay, à l'article Avant-bras (10), parle de la paralysie de ce segment de membre tout entier et recommande la lecture du *Traité de l'Electrisation localisée* pour tout ce qui regarde la paralysie du radial, dont il signale pourtant deux exemples. MM. Voillemier, Laugier, S. Sa-

(1) *Gaz. des hôp.*, 1856.
(2) *Gaz. des hôp.*, 24 octobre 1857.
(3) *Union médicale*, 17 septembre 1861.
(4) *Guide du médecin praticien*, 1861.
(5) *Pathologie interne*, 8e éd., 1862.
(6) *Gaz. des hôp.*, 17 mars 1863.
(7) Bachon. — *France médicale*, 1, 4, 8, juin 1864.
(8) *Loc. cit.*
(9) *Gaz. des hôp.*, 1865, p. 381.
(10) *Dictionnaire de médecine et de chirurgie pratiques*, 1866, t. IV.

razin la passent sous silence dans leurs articles : Avant-bras, Commotion, Compression (1). M. A. Ollivier s'en occupe à plusieurs reprises dans son travail sur les atrophies musculaires (2). Follin observe que « les extenseurs des doigts et de la main sont souvent frappés et plus sérieusement affectés que tous les autres muscles, quand la paralysie est étendue à tout le membre supérieur (3). » Depuis cette époque et pendant un espace de quatre ans, nous ne trouvons dans les feuilles médicales que deux observations intéressantes. La paralysie, qui était *a frigore*, aurait été suivie de perte de connaissance (4).

Nous devons à présent attirer l'attention sur un mémoire important que présenta M. Panas à l'Académie de médecine, le 21 novembre 1871 (5). Il est intitulé : *De la paralysie réputée rhumatismale du nerf radial.* Nous reviendrons plus d'une fois sur les opinions avancées par l'auteur de cette publication.

En feuilletant la *Gazette des hôpitaux*, nous trouvons deux paralysies radiales amenées par les béquilles ; l'une est citée par M. Hérard (6), l'autre par M. Lannelongue (7). Cette dernière a donné lieu à une clinique intéressante sur la sensibilité récurrente. L'ouvrage de MM. Onimus et Legros (1872) contient des exemples nombreux de l'action du froid dans la paralysie radiale.

M. Vulpian, en 1873, communiquait à la Société de biologie des considérations fort curieuses sur le diagnostic de la cause dans les akinésies des nerfs mixtes. Nous donnerons plus loin son observation (8). La savante préface que cet éminent professeur a écrite en tête du livre de

(1) *Ibid.*, 1867-68.
(2) *Th. d'agrég.*, 1869.
(3) *Path. ext.* t. III, p. 267-268.
(4) Revillout. *Gaz. des hôp.*, 1870.
(5) Archives générales, en juin 1873.
(6) 1872, n° 96.
(7) 1872, p. 970.
(8) *Gazette médicale*, 1873, p. 83.

M. Mitchell (1) nous sera de la plus grande utilité pour aborder certaines questions. L'ouvrage que nous venons de désigner nous procurera fréquemment les matériaux les plus précieux. Celui de Letiévant (2) renferme également des faits curieux pour nous.

Nous ne citerons pas ici tous les travaux que nous avons consultés, nous les indiquerons au fur et à mesure ; mais, nous donnons l'index bibliographique des thèses de Paris et des principaux livres parus récemment à l'étranger, ayant un rapport assez direct avec le sujet que nous traitons.


THÈSES DE PARIS

Empis, 1850 : Considérations sur la paralysie du membre supérieur à la suite de la luxation du bras. — Tailhé, 1850 : De la paralysie des avant-bras. — Causard, 1862 : Paralysie par contusion des nerfs. — Penancier, 1864 : Paralysie des extenseurs de l'avant-bras et de la main. — Hurtaud, 1865 : Paralysie du membre supérieur consécutive à la luxation scapulo-humérale. — Faria, 1868 : Paralysie des muscles extenseurs de l'avant-bras. — Lequesne, 1868 : Paralysie radiale rhumatismale. — Laféron, 1868 : Recherches sur la paralysie des nerfs du plexus brachial et plus particulièrement du nerf radial résultant de l'usage des béquilles. — Reuillet, 1869 : Paralysies du membre supérieur liées aux fractures de l'humérus. — Fontaine, 1870 : Paralysie traumatique du plexus brachial. — Bourgeot, 1872 : Etude sur les paralysies complètes rhumatismales de l'avant-bras et de la main. — Guénot, 1872 : Quelques mots sur la paralysie consécutive à la compression des nerfs. — Tranchant, 1873 : De la paralysie traumatique du nerf radial.

OUVRAGES ÉTRANGERS

Rheumatische und traumatische Læhmung des Nervus radialis. Zur Pathologie, Ætiologie, Symptomatologie, Diagnose, Prognose und Therapie derselben. — Cris. Zuradelli. Die Paralysen des Nervus radialis durch Rheuma und Trauma. *Gaz.*


(1) *Des lésions des nerfs et de leurs conséquences*, 1874.
(2) *Traité des sections nerveuses*, 1873.

*med. Ital. Lomb.* 1858. n^os 44-47 (Canstatt's Jaresbericht, 1859, III, p. 75). — Benedikt (Moriz). Electrotherapie. Wien, 1868, in-8°. — Savory. Substanzverlust an dem radialis, mit Erhaltung der Sensibilitæt (Canstatt's, etc., 1868, p. 319). — A case in which, after the removal of several inches of the radial nerve, the sensibility of that part of te skin of the hand which is supplied by it was retained (*Lancet*, 1868, p. 142). — Traumatische Læhmung des Nervus radialis superfic. Alteration des Hautgefühls (*Schmitt's Jahrbücher*, 1869, 143, p. 162). — Broadbent. W. H. Case of local paralysis from injury or disease of nerves (*Brit. med. Journ.* april 30, 1870). — S. G. Webber. Cases of local paralysis (*Boston med. and surg. Journ.* jully 6, vol. VIII, n° 1). — Cases of peripheral paralysis, their causes and nature *Ibid.*, vol. LXXXIX, n° 25, 1873). — Bernhardt-Beitrag zur differentiellen Diaghose der Radialisparalysen (1871. Wirchow's Arch. Bd. 54. S. 267). — Erichsen (*Lancet*, jully 1871). — Druck-Læhmungen des Nervus radialis (Canstatt's, etc., 1871, II, p. 41). — Langenmayer. Diss. (Berlin, 1872).

# ANATOMIE ET PHYSIOLOGIE NORMALES

Nous ne voulons pas donner ici la description anatomique détaillée du radial, mais exposer seulement ses principales divisions et ses rapports importants.

Ce nerf tire son origine des trois branches postérieures du plexus brachial, réunies en un tronc volumineux qui fournit aussi le nerf axillaire ou circonflexe. Il affecte d'abord des rapports assez intimes avec la partie inférieure, interne et antérieure de l'articulation scapulo-humérale. Il croise les tendons du grand dorsal et du grand rond qui se trouvent en arrière et un peu en dehors, tandis qu'il répond en dedans et en avant à l'artère humérale et aux nerfs médian, cubital et musculo-cutané. Arrivé dans la gouttière de torsion de l'humérus, il est situé au-dessous du triceps et décrit un trajet spiroïde, en bas, en arrière et en dehors. Placé jusqu'alors dans l'épaisseur des parties molles, il s'est trouvé protégé contre la plupart des violences extérieures, mais parvenu au bord externe de l'humérus, à l'union du tiers inférieur avec les deux tiers supérieurs, il descend dans un sillon entre le brachial antérieur en dedans et le long supinateur, puis le premier radial externe en dehors. « Depuis son point de réflexion jusqu'au pli du coude, dit M. Panas, le nerf mesure neuf à dix centimètres de long et est en partie contenu dans une gaîne fibreuse inextensible, formée par l'aponévrose intermusculaire externe, ce qui, joint à sa position superficielle, l'expose à l'action des agents de compression, en ce point plus que partout ailleurs. Le filet brachial cutané externe se trouve contenu dans la même gaîne que le nerf et ne saurait, dès lors, échapper à la compression. » (1) Il fournit au bras, avant de pénétrer dans la gouttière, un rameau cutané interne; plus bas, trois rameaux pour les trois portions du triceps (celui du vaste externe se perd dans l'anconé); puis un rameau cutané externe qui, né très haut dans la gouttière, descend avec le radial, traverse le vaste externe, l'aponévrose et gagne en bas et en arrière la peau de la face postérieure de l'avant-bras; enfin, deux rameaux souvent confondus à l'origine, nés au point où le radial longe le brachial antérieur et destinés au long supinateur et au premier radial externe.

Il nous suffit à présent de rappeler que le radial, parvenu au niveau de la tête du radius, se divise en deux branches : 1° l'une antérieure, cutanée, qui, externe à l'artère radiale, ira former les collatéraux dorsaux externe du pouce, — interne du pouce et externe de l'index, — interne de l'index et externe du médius. Le radial innerve quelquefois le quatrième doigt (Beaunis et Bouchard); — 2° l'autre, postérieure, perfore le court supinateur, l'innerve et se distribue par des ramaux antérieurs, postérieurs et supérieurs à tous les muscles de la région postérieure de l'avant-bras. Les filets nerveux, comme tous ceux des membres (Chassaignac), pénètrent les muscles par la face profonde. Ceux du triceps, ainsi que tous ceux du bras (Malgaigne), entrent dans cet organe au-dessous de son quart inférieur.

L'innervation dorsale de la main est complétée par le cubital pour le petit doigt, l'annulaire et la moitié du médius. Celle de la face palmaire est assurée par le médian, à partir du pouce jusqu'à la ligne médiane de

(1) Panas, *loc. cit.* p. 657 et suiv.

l'annulaire, et, par le cubital depuis cette ligne jusqu'au bord interne de l'auriculaire. De plus, tous les rameaux dorsaux ramifiés s'anastomosent entre eux et avec les collatéraux palmaires.

Le nerf radial donne la sensibilité à la peau des parties interne du bras, postérieure de l'avant-bras et de la main, et à celle de la face dorsale des trois premiers doigts, excepté à la portion interne du médius.

Il donne le mouvement à treize muscles : au triceps et à l'anconé, extenseurs de l'avant-bras, — au cubital postérieur, abducteur et extenseur de la main, — aux trois extenseurs : commun, propre de l'index et propre du petit doigt qui étendent les premières phalanges sur le métacarpe, — au long abducteur, au long et au court extenseur du pouce, — au long supinateur (fléchisseur pronateur de M. Duchenne), — au court supinateur (seul supinateur indépendant), — enfin, aux deux radiaux externes (extenseurs de la main : le premier est un peu abducteur).

Quant aux fonctions de ces muscles, qu'il nous suffise de citer ces paroles de Winslow, que M. Duchenne (1) a eu le mérite de rappeler et que M. le professeur Sappey (2) voudrait voir « inscrites, en lettres d'or, au frontispice d'une Histoire générale des muscles » : — « Pour « mouvoir quelque partie ou pour la tenir dans une « situation déterminée, tous les muscles qui la peuvent « mouvoir y coopèrent. Quelques-uns conduisent docile- « ment ce mouvement à la situation ou attitude déter- « minée ; d'autres le modèrent en le contre-balançant à « l'opposite ; et il y en a qui le dirigent latéralement. « J'appelle les premiers de ces muscles principaux mo- « teurs ; les autres, modérateurs ; et les derniers, direc- « teurs du mouvement déterminateur (3). »

(1) *Physiologie des mouvements*, 1867, p. 764.
(2) *Traité d'anatomie descriptive*, 2e édit., 1869, t. II, p. 52-53.
(3) Winslow, *Expos. anat. — Traité des muscles*, p. 166-43.

# ETIOLOGIE

Persuadé que nous nous égarerions inévitablement si nous subordonnions dans cette étude la clinique à la physiologie, nous donnerons pour base à l'étiologie de la paralysie radiale des faits bien observés. Nous signalerons, en même temps que les causes, les désordres qu'elles produisent et qui peuvent expliquer leur mode d'action. Elles se divisent en deux grands groupes : 1° Causes prédisposantes; 2° Causes occasionnelles.

### I. — **Causes prédisposantes.**

La position superficielle du nerf radial fait présumer que l'affection dont il s'agit doit être assez fréquente : elle l'est en réalité. On l'a vue à toutes les périodes de la vie : cependant il ne paraît pas qu'on ait rencontré cet accident chez le fœtus. C'est principalement entre vingt et quarante ans qu'il se présente. L'enfant, le vieillard, la femme, y sont moins sujets que l'homme adulte, — de la classe pauvre surtout, — habitant un logement humide, mal clos; ou, couchant en plein air, — soumis à une fatigue musculaire souvent considérable, — exposé aux traumatismes, et, forcé de subir l'intempérie des saisons. Peut-être cette maladie atteint-elle de préférence des individus lymphatiques ou débilités par une diathèse ou des excès quelconques. Le sommeil et l'ivresse paraissent favoriser son apparition. Dans la plupart des cas, en effet, la paralysie radiale survient chez des individus endormis, surtout à la suite de copieuses libations. Cela s'explique si l'on se rappelle qu'alors la sensibilité est émoussée, la circulation moins active, la nutrition ralentie et, partant, la résistance aux agents extérieurs diminuée. On peut aussi regarder la diathèse rhumatismale comme une cause prédisposante, attendu que les personnes qui en sont affectées, sont, plus facilement que les autres, impressionnées par le froid. Enfin, nous devons dire que le bras droit est le plus souvent atteint : il fonctionnne plus en effet que l'autre bras, et le décubitus latéral droit, plus fréquent que le gauche, expose davantage à la compression le bras correspondant.

### II. — Causes occasionnelles.

Toutes les subdivisions en causes intrinsèques et extrinsèques, médiates et immédiates, etc., que l'on voudrait établir ici, seraient, à notre avis, plus subtiles que nécessaires. Nous parlerons successivement des causes développées dans le nerf lui-même ; du traumatisme ; de l'influence du froid et de la chaleur ; de l'action réflexe; enfin, de l'épuisement nerveux.

I. Causes développées dans le nerf lui-même. — Malgré des recherches minutieuses, nous n'avons découvert aucun cas d'akinésie du radial à la suite des tumeurs assez fréquentes de ce cordon nerveux. On sait du reste que les cancers, les syphilômes des nerfs mixtes, les nevrômes (1) amènent plutôt des douleurs que la paralysie. Ceux-ci ne la produisent peut-être jamais (2), et cepen-

(1) Le mot nevrôme a été introduit dans la science à propos d'une espèce d'anévrysme du nerf radial, par Odier (*Manuel de Médecine pratique*. Genève, 1803).

(2) Quelques considérations sur la paralysie traumatique localisée (*Soc. de Chirurg*. 1853), par Debout.

dant, l'action de toutes ces productions morbides n'est-elle pas assimilable à celle du traumatisme?

Peut-être a-t-on observé des exemples de paralysies succédant à des névralgies franchement accusées? Nous doutons qu'on en ait constaté un seul à propos du radial. Mais ce fait fût-il avéré, nous ne saurions regarder comme cause de l'akinésie de ce nerf la névralgie, dont le siége et la nature ne sont point encore connus. En effet, les uns la rapportent à une congestion, d'autres à une irritation; et, tandis que certains auteurs placent la lésion dans le nerf lui-même ou dans ses extrémités périphériques, M. Vulpian opine pour un désordre des centres ou des extrémités centrales des cordons nerveux. *

Nous sommes réduit à garder la même réserve au sujet de la congestion. Est-elle un résultat? M. Vulpian pense qu'il en est presque toujours ainsi. Est-elle une cause, et lui devons-nous toutes ces affections dites fonctionnelles, dont les lésions nous échappent à l'autopsie? C'est l'avis de M. Mitchell. D'après lui, le froid la produirait souvent. Elle serait caractérisée par une extravasation sanguine; par de véritables caillots, quelquefois; et par l'aspect du nerf qui paraîtrait « à l'œil le moins exercé, plus large et plus sombre qu'à l'état ordinaire (1). » Quoi qu'il en soit, nous reproduirons les symptômes que lui assigne cet auteur. Nous pouvons remarquer ici que, lorsqu'on lie l'artère principale d'un membre, les collatérales des nerfs peuvent se développer trop, au centre de ceux-ci : de là une congestion; ou bien le membre reste froid, et l'anémie amène la perte d'excitabilité et le défaut d'innervation (2).

La névrite peut incontestablement produire la para-

* Voyez à ce sujet la thèse de M. J. Borne, sur les névralgies du membre supérieur.

(1) *Loc. cit.*, p. 60.

(2) A. Ollivier. *Loc. cit.*, p. 101-102.

lysie du nerf radial. Il est difficile de la produire expérimentalement. M. Vulpian n'y a jamais réussi. M. Mitchell, qui, paraît-il, l'a observée souvent cliniquement, n'a pu la déterminer artificiellement qu'une seule fois. Le bout central était sain; mais, dans le bout périphérique, il y avait une multiplication du névrilème et du périnèvre, comme dans la section. Nous trouvons dans l'ouvrage de M. Duchenne une preuve irrécusable de l'influence de cette cause.

Observation I : *Paralysie par névrite* (Duchenne, *Loc. cit.*, 1872, p. 693). — « Mon honorable confrère et ami, M. Campbell, m'a adressé, en 1870, un employé de la Monnaie, qui présentait une paralysie atrophique, avec perte de la contractilité et de la sensibilité électriques de tous les muscles animés par le nerf radial. Elle avait été précédée de douleurs atroces qui siégeaient dans le trajet de ce nerf et de ses ramifications. Au début, il y avait eu un ou deux jours de fièvre avec élévation de température et sentiment de chaleur brûlante dans le membre malade.

« Après trois mois de durée, les douleurs avaient disparu tout à coup, et les muscles animés par le nerf radial étaient frappés de paralysie et s'étaient atrophiés rapidement.

« A dater de ce moment, la température du membre s'est abaissée. Des vésicatoires ayant été appliqués sur la face dorsale de l'avant-bras sans résultat appréciable, le malade me fut adressé pour être traité de sa paralysie.

« En raison de la durée de cette névrite, et surtout de l'atrophie rapide et de l'abolition de la contractilité électrique des muscles animés par le nerf radial, le pronostic paraissait devoir être grave; mais l'expérience pratique m'avait déjà appris que cette espèce de paralysie atrophique pouvait guérir par la faradisation localisée. C'est, en effet, ce qui est arrivé dans ce cas. En une quinzaine de séances, j'ai vu, sous l'influence de ce mode d'électrisation, les mouvements et la nutrition revenir progressivement.

« Ce cas, assez récent, a été observé par les personnes qui suivent ma clinique civile (entre autres par M. Charcot, qui se trouvait présent à l'une d'elles). Il peut servir d'enseignement, au point de vue du pronostic de névrite paralytique et du mode d'électrisation qui convient à son traitement. »

Dans l'exemple ci-dessus, c'est après un laps de temps assez long qu'est survenue la paralysie. Un état subaigu peut, en effet, succéder à la névrite aiguë, et la sclérose, phénomène ultime du processus morbide, produit l'akinésie par compression des tubes nerveux. La névrite à elle seule, agirait-elle de même dès son début? Nous ne le pensons pas ; mais ce que nous admettrons sans trop de témérité, c'est qu'elle existe souvent à un degré plus ou moins élevé, concurrement avec les autres causes. Cette manière de voir, si elle ne peut pas être justifiée complétement, facilite du moins l'interprétation de certains phénomènes dont nous parlerons plus loin. — Rappelons, pour ne rien omettre, que l'ulcération des nerfs, même consécutive à des désordres voisins, est très rare.

II. CAUSES TRAUMATIQUES. — D'après certaines statistiques portant sur les nerfs lésés le plus souvent, les lésions du radial sont dans la proportion de cinq pour trente-sept. Comme tous les nerfs, le radial est sujet à des tiraillements, à l'élongation, à la rupture partielle ou complète. La paralysie qui résulte de ces traumatismes est alors rarement limitée aux muscles qu'il innerve, mais atteint également les autres nerfs du bras. En effet, ces lésions sont dues habituellement à des violences ayant exercé leur action sur le membre supérieur tout entier ; par exemple : les efforts de traction pour réduire les luxations. Les nerfs peuvent être arrachés dans une luxation, sans que les autres organes le soient (1). Parfois, le radial se trouve seul affecté dans le point où il se sépare du plexus brachial. — Les béquilles agissent de deux manières, dont l'une peut à la rigueur être rapportée à l'élongation. Nous disons à la rigueur, car, en nous fondant sur les expériences de M. Mitchell, nous croyons les nerfs capables de subir un allongement égal au quart de leur

(1) Empis. *Loc. cit.*

longeur totale, sans perdre leurs propriétés. Ils ne partagent pas « la résistance et l'inextensibilité des ligaments et des tendons, » comme le veut M. Debout (1). Contentons-nous de rappeler à propos de la rupture, qu'elle a une tendance à se faire au niveau des articulations, et qu'il faut un poids de vingt à trente kilog. pour rompre le médian (Tillaux, Mitchell). La ligature du radial n'a été observée que dans des expériences. Pour plus de méthode, nous rangerons les traumatismes des nerfs sous quatre chefs principaux : La Commotion, la Contusion, la Compression, les Plaies.

A. *Commotion.* — MM. Onimus et Legros pensent qu'elle est souvent cause de paralysie. Regardée autrefois, faute d'examen des nerfs à l'autopsie, comme un simple ébranlement des molécules nerveuses dont les lésions échapperaient à l'investigation du médecin, la commotion n'est pas encore bien connue aujourd'hui. Consiste-t-elle dans une désagrégation moléculaire, une coagulation momentanée de la moelle qui entoure le cylindre-axe (Tillaux), ou bien dans la présence de petits foyers apoplectiformes, comme on dit en avoir rencontré dans la commotion cérébrale ? Rien ne le prouve jusqu'à présent, et le microscope n'a pas encore trouvé le rapport qui existe entre la lésion anatomique et la lésion fonctionnelle dues à la commotion. Mais de ce que ses lésions ne nous sont pas encore parfaitement démontrées, nous nous garderons bien de conclure à sa non-existence. L'opinion de Malgaigne suffirait pour nous détourner de cette idée, si nous l'avions jamais eue. Cet illustre chirurgien regardait, en effet, la commotion comme la cause principale des paralysies dans les luxations du membre supérieur, et nous savons déjà qu'il avait noté dans ses observations la prédominance de la paralysie des extenseurs.

(1) *Loc. cit*, p. 319.

Le déplacement de la tête de l'humérus est probablement le mode habituel par lequel la commotion pourrait s'exercer sur le radial. Mais, dans les observations que nous signalent les divers auteurs, et où elle semble avoir été vraisemblablement cause de la paralysie, celle-ci avait envahi toutes les branches terminales du plexus brachial.

Il faut donc de nouvelles et d'attentives recherches pour établir positivement les caractères de la commotion et l'action isolée de cette cause sur le radial. Peut-être en trouvons-nous un exemple dans le cas suivant, emprunté à la thèse de M. Bourgeot?

Observation II. — Un égoutier en tirant son râteau, se heurta l'olécrane et se sentit le bras engourdi.

Le lendemain matin, il avait une paralysie des extenseurs, déterminée par un choc qui n'avait pas porté sur le nerf radial.

La foudre, indépendamment des névralgies, de l'état de résolution, etc., détermine parfois une paralysie vraie. Celle-ci, le plus souvent générale, ou de variété hémiplégique, peut n'atteindre qu'un seul membre, un des inférieurs habituellement, car ils forment avec le reste du corps, jusqu'au sol, un conducteur continu; tandis que les mains laissent échapper l'électricité dans l'atmosphère. On a vu des paralysies du bras et peut-être des extenseurs pendant l'orage. « Chez un animal, si l'on fait passer la décharge électrique le long d'un membre seulement, ce membre seul est paralysé. Cette délimitation de la paralysie, bornée souvent aussi à la région qui seule a été frappée, est importante à consigner (1). »

B. *Contusion.* — Les nerfs contus n'avaient pas été examinés avant les expériences de M. Tillaux, qui étudia

(1) Sestier. *De la Foudre*, etc., t. II, p. 112.

leurs lésions, après avoir percuté des troncs nerveux avec un marteau. Il trouva sous le névrilème de petits foyers hémorrhagiques, et, quand la contusion avait été violente, il vit les tubes effilés et renflés de distance en distance; si elle avait été plus considérable, les tubes étaient rompus, la moelle dissociée. L'observation cessa au moment où des granulations apparaissaient. La contusion du radial est rare : le *Compendium* n'en cite que deux cas; dans l'un, comme c'est fréquent, il y avait des douleurs intolérables, dues à un fragment de balle enkysté; dans l'autre, observé par M. Verneuil, il y avait sur le radial une esquille, sans doute de nouvelle formation et par transplantation du périoste. Nous en avons recueilli quelques exemples :

Observation III : *Contusion du nerf radial droit par un coup de fleuret; extension des désordres au nerf circonflexe; guérison* (Mitchell). — ..... « La manche de la chemise fut déchirée et les tissus fortement contusionnés. Le jeune homme éprouva une douleur aiguë qui se calma bientôt, et laissa après elle une sensation de fourmillement dans le pouce et dans le côté externe de l'avant-bras. L'examen me prouva que les mouvements de l'index avaient perdu de leur force, et que le poignet ne s'étendait qu'avec difficulté. Le trajet du nerf radial était douloureux, et le point où le coup avait porté était spécialement endolori. »

Cinq mois après, « les mouvements d'extension étaient parfaits. » Le malade s'exposa au mauvais temps; il survint de la douleur dans le deltoïde qui fut paralysé dans la suite.

N'y a-t-il pas eu là propagation des lésions du radial au circonflexe?

Observation IV (Th. de Tailhé). — « Dans une autre observation, on a trouvé à la partie inférieure et externe du bras malade, au niveau de l'espace qui sépare le muscle long supinateur du brachial antérieur, une ecchymose bien prononcée et une sensibilité très vive à la pression : contusion du nerf radial. »

Observation V : *Blessure du nerf radial par éclat d'obus;*

*diminution insignifiante de la faculté tactile; paralysie incomplète du mouvement dans la région correspondant au nerf.* (Mitchell, p. 224-225). — B. Graham, âgé de vingt-deux ans, engagé, en septembre 1861, dans l'artillerie du Massachusetts. Bonne santé ordinaire. Le 12 mai 1864, il est atteint d'un éclat d'obus à la région postérieure et externe du bras droit : l'humérus est mis à nu, mais il n'est point brisé. La blessure siége immédiatement au-dessous de l'insertion du deltoïde : d'un côté à l'autre, elle mesure 5 pouces, et 3 pouces de haut en bas au premier moment. Le bras retomba inerte, et la douleur fut si vive que le blessé ne put retenir ses cris. Bientôt après, la douleur devint insignifiante. En regagnant l'arrière-garde, le soldat examina son membre, et s'aperçut qu'il avait peine à mouvoir ses doigts, mais que la sensibilité n'avait pas subi de diminution appréciable. La blessure guérit rapidement. Le 10 juin 1864, date de l'observation, la perte de substance est comblée. La nutrition n'a pas été atteinte. Du côté droit, l'avant-bras mesure 9 pouces et 3/8; du côté gauche, 9 pouces 1/2.

*Sensibilité.* — Le toucher est affaibli, dans un espace peu étendu, au côté externe du coude. Il est moins développé qu'à l'état normal dans la sphère de distribution du radial; partout ailleurs la sensibilité a conservé ses caractères. Le muscle long supinateur, qui reçoit du radial une branche qui émerge du tronc au niveau même de la blessure, fonctionne comme d'habitude. Les extenseurs du poignet et du pouce et l'extenseur commun sont complétement paralysés. Les interosseux agissent bien. Le triceps est dans son état normal.

*Résultats fournis par l'électrisation.* — Les muscles que nous venons d'indiquer comme paralysés ne possèdent pas la contractilité électrique : les courants appliqués à la région déterminent seulement la contraction des fléchisseurs.

Ziemssen rapporte aussi un cas de paralysie radiale. Nous en citerons plus loin encore un autre (1).

Les coups, les projectiles, devant lesquels les nerfs fuient souvent, sans être dilacérés, et toutes les violences extérieures en général, coup de bâton sur le bras (Maisonneuve), etc., peuvent déterminer la contusion du radial, surtout de sa branche musculaire. M. A. Ollivier

(1) V. *Obs.* XXXII.

nous a parlé d'une paralysie de ce nerf, à la suite d'une morsure de cheval ayant laissé des traces très marquées sur les téguments de la région inféro-externe du bras. Il est rare qu'une fracture l'occasionne. M. Erichsen croit avoir observé le premier cas de ce genre (Fracture du corps de l'humérus : paralysie du tronc du nerf radial et perte complète de l'extension du poignet et de la main : perte presque complète de la supination (1).

M. Mitchell dit à ce propos : « J'ai vu, parmi mes clients, un gentleman du Maryland, qui souffrait depuis près d'un an d'une névralgie dans la région du nerf radial. La paralysie, d'abord assez étendue, était devenue très légère ; la douleur était apparue au moment de l'accident : le cal était resté très peu volumineux (2). »

C. *Compression.* — Cette cause, de même, du reste, que la contusion, peut agir sur toute la longueur du nerf radial. M. Mitchell a dirigé son attention sur les nerfs comprimés. Il a toujours rencontré quelques indices de congestion ; mais, d'après lui, la principale modification était un changement survenu dans la distribution du contenu des tubes nerveux. « Dans quelques cas, ajoute-t-il, j'avais peine à trouver une fibre tout à fait indemne ; les désordres étaient certainement plus étendus que pour les nerfs sectionnés depuis sept à huit jours. Et cependant, c'est à travers des éléments aussi modifiés que l'influx nerveux circule encore (3). »

Nous avons examiné comparativement au microscope les nerfs sains et ceux que nous avions comprimés sur des animaux ayant servi à notre étude de la contractilité musculaire. M. Bourceret, interne des hôpitaux, a bien voulu nous prêter son utile concours pour la préparation de plusieurs pièces à l'état frais. Nous avons préparé

(1) *The Lancet*, juillet 1871.
(2) *Loc. cit.*, p. 133.
(3) *id.* p. 123.

nous-même un certain nombre de celles-ci, et quelques autres conservées dans le liquide de Müller.

Voici le résultat complet de ces recherches histologiques, vérifiées par M. le professeur Vulpian.

Chien n° 1. — Paralysie incomplète. Autopsie douze jours après une compression de 1 h. 3/4 (bras droit), et 24 h. après la mort.

Les deux membres antérieurs sont dépouillés de la peau : les muscles ont une coloration normale. L'avant-bras, mesuré au niveau de l'olécrâne, avec toute l'exactitude possible, présente, à gauche, 0m113 de circonférence, et à droite, 0m108. Différence : 0m005. La plaie était en bonne voie de cicatrisation. Nous disséquons avec soin les exsudats cicatriciels qui entourent le nerf, dont le névrilème est légèrement congestionné. Son volume nous semble normal. Nous enlevons le nerf comprimé et le nerf sain du côté opposé, ainsi que des muscles symétriques dans chaque avant-bras : ces muscles sont sensiblement égaux en poids.

*Examen des muscles.* — Les fibres musculaires sont à peu près intactes sur les pièces fraîches et sur les pièces conservées, traitées par l'acide acétique.

*Examen des nerfs.* — Nous avons toujours étudié la partie comprimée et les parties au-dessus et au-dessous de ce point. P. F. (1). Tubes nerveux (soude) non altérés du côté malade. P. C. Les tubes sont moins transparents : on trouve à peine dans quelques-uns les fines gouttelettes que nous rencontrerons en notable quantité dans le sujet suivant.

Chien n° 2. — Paralysie complète. Autopsie, onze jours après une compression de 1 h. 1/4 (bras gauche), et 24 h. après la mort.

Muscles de la patte malade un peu moins rouges. A la mensuration, il y a une différence de 0m013, au détriment du membre lésé.

Au point comprimé, le nerf présente une altération visible à l'œil nu : c'est une sorte de piqueté rougeâtre, disposé par plaques allongées et étroites. Ces traces de congestion se prolongent sur une étendue de 0m01 à 0m02 en haut et en bas de la compression.

*Examen des muscles.* — P F. Rien de particulier. P. C. Les fibrilles musculaires du côté malade paraissent plus jaunâtres que

(1) P. F.: signifie pièces fraîches. P. C.: pièces conservées.

les autres à leur sortie du liquide de Müller. Colorées au picro-carminate d'ammoniaque, puis lavées à l'eau et soumises à l'action de l'acide acétique et de la glycérine, elles offrent des stries moins marquées : leurs noyaux sont moins apparents.

*Examen des nerfs.* — P. F. On distingue trois sortes de tubes nerveux. Les uns, rares, n'ont subi aucune altération, les autres sont moins hyalins. D'autres, enfin, les plus fréquents, présentent, avec ce défaut de transparence, de petites gouttelettes arrondies, disséminées ou réunies par groupes. P. C. L'altération devient plus manifeste encore, en ce sens que les granulations sont plus nombreuses et plus ténues que le premier jour.

— Recherches faites 14 jours après la compression, sur deux cobayes.

Cobaye n° 1. — Paralysie complète. Compression d'une heure.

*Examen des muscles.* — Coloration à peu près normale. Atrophie notable de la jambe paralysée. P. F. Les fibres musculaires ont sensiblement le même diamètre des deux côtés. Quelques-unes cependant sont moins larges du côté malade. Les stries sont bien marquées.

*Examen des nerfs.* — P. F. Les lésions sont plus profondes que sur ceux du chien n° 2. Les tubes sains sont très rares.

Cobaye n° 2. — Paralysie complète. Compression de 50 minutes.

*Examen des muscles.* — Atrophie très remarquable du membre malade. Comme dans le sujet précédent, les muscles les plus atteints sont ceux de la région antérieure de la jambe. P. F. On trouve des fibres musculaires assurément moins larges du côté malade.

*Examen des nerfs.* — L'exsudat est fort adhérent au névrilème. P. F. Altérations identiques à celles déjà décrites, moins apparentes, que sur le cobaye n° 1.

En résumé, le fait principal qui domine l'anatomie pathologique des nerfs comprimés, c'est que tous les tubes ne sont pas atteints : ceux qui sont altérés, le sont inégalement, et leur lésion n'est, pour ainsi dire, que le préliminaire des désordres qui surviennent à la suite de la section complète d'un cordon nerveux.

M. Debout nie la paralysie par compression nerveuse, lente et graduelle ; subite et forte, elle modifie, selon lui, la sensibilité ou se confond avec la contusion (1). Nos recherches nous forcent à admettre l'opinion complétement opposée de M. le docteur Panas.

Il est intéressant de connaître les divers procédés suivant lesquels la compression provoque la paralysie du nerf radial. On peut admettre par analogie, car nous n'en avons pas d'exemple positif à citer dans le cas particulier, la compression par une adénite, un abcès, une tumeur quelconque, développés dans le voisinage du nerf. Cette cause est connue depuis longtemps pour la paralysie du bras : « *Vidi sic tumentes et cirrhosas glandulas subaxillares paralysim brachii fecisse,* » a dit, il y a longtemps, Swieten (2).

Il n'y a aucune impossibilité à ce qu'une végétation osseuse, un anévrysme, une tumeur blanche, etc., vienne comprimer le radial en un point quelconque.

Observation VI (*Loc. cit.*, 3e éd., p. 331). — M. Duchenne a constaté une paralysie atrophique très marquée à la suite de la compression du radial par une nécrose de l'humérus. La contractilité était diminuée, mais d'une manière inégale dans les muscles. Elle existait encore six mois après : le pronostic fut favorable et la guérison rapide à l'aide de l'électricité. (Analyse.)

La branche musculaire du radial s'est trouvée une fois paralysée par la compression d'un kyste développé au pli du bras (3). L'inflammation des tissus voisins ; l'infiltration du pus, le long du trajet du nerf (4) ; une cicatrice vicieuse peuvent amener le même résultat. De même que Romberg a vu la paralysie du bras à la suite d'une contracture des scalènes, ne serait-il pas possible de ren-

(1) *Loc. cit.*
(2) *Comment.*, t. III, *Paralysies*, § 1059.
(3) Hayes Agnew, *Proceding's Path. Soc. of Philad.*, octobre 1863.
(4) Jobert de Lamballe. *Loc. cit.*

contrer une paralysie du radial par contracture du long supinateur, par exemple ?

La luxation scapulo-humérale est une cause assez fréquente de la paralysie du radial; c'est un fait acquis. Mais il y a encore trop de théories émises touchant l'explication des paralysies par luxation pour que nous les croyions toutes dues à la compression. Desault la reconnaissait presque uniquement. Boyer (1) y joignait la contusion.

Malgaigne niait celle-ci en 1830, et n'admettait plus tard que la commotion, le tiraillement, la déchirure. La compression, selon lui, se rencontrait peut-être dans la luxation sous-claviculaire seule et dans la chûte sans luxation (2). Quant à Nélaton (3), il suppose que toutes ces causes peuvent agir. Nous acceptons cette idée, et nous pensons que la lésion nerveuse, à la suite d'une luxation, doit varier depuis les simples ébranlements de la commotion aux graves désordres de la contusion. Peut-être même celle-ci est-elle la plus habituelle. Si donc nous rangeons la luxation dans les causes par compression, c'est pour plus de clarté dans notre description.

« On peut dire, comme fait général, que les paralysies après la luxation sont d'autant moins fréquentes que celles-ci affectent une articulation plus éloignée du tronc. » D'après Reil, en effet, le névrilème serait plus abondant dans les filets que dans les cordons (Debout) (4).

L'essentiel pour nous est donc de constater que le déplacement de la tête humérale est une cause de paralysie. Celle-ci, au début, affecte souvent tous les nerfs du bras, mais d'ordinaire plusieurs de ces organes, comme s'ils n'avaient subi qu'une commotion, reviennent à leur

(1) *Traité des maladies chirurgicales*, t. IV.
(2) *Mémoire de l'Ac. de méd.*, t. V.
(3) *Loc. cit.*
(4) *Loc. cit.*

état normal assez rapidement, tandis que le radial, comprimé ou contus, reste pendant longtemps paralysé (Malgaigne, Onimus et Legros) (1). Les cas suivants prouveront ce que nous avançons :

Observation VII (Personnelle). — Alexis Bontemps, charron, soixante ans, entré, le 4 octobre 1873, à l'Hôtel-Dieu (salle Sainte-Marthe, lit n° 6, service de M. Richet).

Le 28 avril 1873, en sortant de son atelier, il tomba, dans la rue, sur le moignon de l'épaule gauche. Il ressentit, à l'instant, une douleur très violente. Un médecin, appelé immédiatement, constata une luxation de la tête de l'humérus, mais ne put la réduire. On endormit le malade, le lendemain, à l'aide du chloroforme. Un peu auparavant, il avait remarqué que sa main était pendante et qu'il ne pouvait la relever. La réduction fut opérée, paraît-il, assez facilement; mais le bras demeura inerte. Le deltoïde lui-même était paralysé. La face dorsale de la main avait perdu à peu près toute sensibilité. Envoyé à l'hôpital Saint-Louis, B. y prit des bains sulfureux : l'électricité n'amena aucune modification. Il rentra chez lui, et se contenta de pratiquer des frictions stimulantes. La sensibilité revint à la main après cinq semaines : les mouvements réapparurent au bout de six mois environ, en commençant par le deltoïde, et en progressant du tronc aux extrémités, comme l'ont remarqué MM. Onimus et Legros, à la suite des luxations.

Aujourd'hui, 15 janvier 1874, nous trouvons la flexion et l'extension de l'avant-bras normales. Les extenseurs des doigts ont beaucoup diminué de volume. Très peu de désordres dans les parties innervées par le cubital; aucun dans celles que dessert le médian. Toutes les sensibilités sont conservées; la sensibilité thermique est même un peu exagérée. — La main est froide, portée vers le bord radial et en pronation : les doigts à peine fléchis dans la main. Leur extension est impossible : leur flexion, difficile, est facilitée quand on relève la main sur l'avant-bras. Le pouce et l'index sont plus paralysés que les autres doigts.

Il est impossible de ne pas voir, dans cette observation, une lésion violente du radial, avec atteinte légère du cubital et du circonflexe. — Le malade était trop tard soumis à nos re-

(1) *Loc. cit.*

cherches pour que l'électricité pût nous donner des renseignements un peu intéressants. — Notons, en passant, que la sensibilité, abolie ou très diminuée un certain temps, est revenue bien avant la motilité.

Observation VIII : *Luxation de l'humérus droit dans l'aisselle; réduction au troisième jour; paralysie des muscles extenseurs de la main et des doigts; altération de la nutrition; lésions articulaires* (Mitchell, *Loc. cit.*, p. 112). — W. C. S..., âgé de cinquante-quatre ans, portefaix; nature grêle, mal nourri; homme paraissant plus âgé qu'il n'est. Le 24 mai 1871, un ivrogne le maltraite avec assez de violence pour lui luxer l'humérus droit dans l'aisselle, en lui causant une grande douleur, suivie de la perte complète de la sensibilité et du mouvement de la main.

Le surlendemain, la luxation est réduite par le docteur Knorr, à l'habileté de qui j'avais fait appel. La condition du bras s'améliora, mais, en même temps, le malade constata que sa main était tuméfiée.

Le 7 juillet, j'examine cet homme. La main tout entière et la partie inférieure de l'avant-bras étaient œdématiées ; la main était dure, résistante, d'nne couleur foncée. Les doigts étaient dans le même état, congestionnés, comme toute la région au-dessous du poignet, mais non pas tendus et luisants. Les articulations sont douloureuses, tuméfiées et roides. La région palmaire est le siége d'une douleur cuisante, mais sans irradiations.

La sensibilité tactile et à la douleur est perdue dans toute la sphère de distribution du médian et du radial.

Les bras ont le même volume apparent. Les mouvements du coude, la pronation, la supination s'accomplissent parfaitement; ce dernier avec moins de force. La flexion du poignet est bonne, mais limitée par la lésion articulaire. L'extension est paralysée. La flexion des doigts est possible, quoique diminuée par les lésions articulaires. La paralysie des extenseurs et des interosseux empêche tous les mouvements d'extension ou de latéralité des doigts.

Les muscles paralysés obéissent tous à l'action directe de courants électriques puissants.

Le forceps peut comprimer le plexus-brachial dans certaines circonstances. On a remarqué qu'alors le radial était plus paralysé que les autres nerfs. Cela tient sans doute au grand nombre de tubes qu'il reçoit de ce lascis nerveux.

Ce que nous avons dit jusqu'à ce moment, au sujet de la compression, demande à être prouvé par des recherches ultérieures. Il n'en est pas ainsi de ce qui va suivre. Nous étudierons ici les compressions exercées dans les points où le radial peut être facilement atteint, c'est-à-dire : à son entrée dans la gouttière, dans la gouttière elle-même et à sa sortie.

*a*. A l'endroit où le radial va pénétrer dans la gouttière, il peut être comprimé par des paquets un peu volumineux portés sous le bras (Weber), ou par un corps quelconque sur lequel on place la partie postéro-interne du bras, en dormant, par exemple. Parfois c'est un bandage, une corde qui produisent cette compression en cet endroit, comme du reste ils l'exercent, mais moins énergiquement, dans les autres points.

Observation IX (due à M. Duchenne, Th. de M. A. Ollivier, p. 94.)— Trente jours après une fracture du col de l'humérus, à la levée de l'appareil, on s'aperçut qu'il y avait une paralysie des muscles de la face postérieure de l'avant-bras; pendant que le membre se trouvait dans l'appareil, des douleurs s'étaient manifestées dans l'index et le pouce. Deux mois plus tard, on reconnut un atrophie des muscles extenseurs de l'avant-bras. La faradisation fut employée, et les muscles recouvrèrent peu à peu leurs fonctions.

Mais il est une cause de compression bien plus fréquente que toutes les autres. Nous voulons parler des béquilles employées dans certains hôpitaux et dans la clientèle peu aisée, c'est-à-dire des béquilles à un seul montant et dont la traverse n'est pas ou est insuffisamment garnie. Il peut bien y avoir parfois une compression de tout le plexus dans l'aisselle, mais ce n'est pas ainsi que les choses se passent ordinairement. Grâce à l'unique montant de la béquille, le bras, au lieu de s'écarter de celle-ci très rapidement, reste, au contraire, en contact avec elle dans une certaine étendue. L'avant-bras est dans une demi-pronation, et le côté blessé est la partie postéro-interne du bras. Le malade sent que la compression est exercée par la face externe de la traverse, et si l'on introduit le doigt entre cette face et le bras, on sent qu'il est serré. Nous ne rapporterons qu'un exemple de paralysie par ce mode de compression, bien connu aujourd'hui, grâce aux faits signalés dans notre historique et à ceux que M. Laféron a consignés dans sa thèse inaugurale. Les expériences que cet auteur a tentées sur le cadavre corroborent et expliquent l'observation clinique. Il fixa une béquille dans l'aisselle de plusieurs cadavres, en donnant au bras la position qu'il occupe pendant la marche du malade, et découvrit alors le paquet vasculo-nerveux. Le plexus était peu distendu : le radial était parfois poussé en avant sur les autres nerfs et les muscles coraco-brachial et biceps, mais, dans d'autres cas, il était comprimé sur une étendue de trois à quatre centimètres. Les autres nerfs fuyaient presque toujours à temps l'agent compresseur. On comprend que le poids du corps et la contraction violente des adducteurs favorisent la compression par les béquilles. M. Duchenne a vu même la contraction brusque de ces muscles déterminer de cette façon une paralysie subite des extenseurs.

Observation X : *Paralysie radiale par les béquilles* (Hérard, Leçon. *Loc. cit.*). — « A la fin de décembre 1864, cet homme fit une chute qui eut pour grave conséquence une fracture des os de la jambe à la partie inférieure et une luxation du pied : la consolidation fut lente à se faire et la rectitude complète du membre ne put jamais être obtenue. Au bout de deux mois, on lui permit de se lever; mais la marche étant très difficile, le malade était obligé de s'appuyer fortement sur ses béquilles, principalement du côté où la fracture avait eu lieu. Un jour, après une course un peu plus longue que d'habitude, il sentit tout à coup un engourdissement des doigts annulaire et médius de la main gauche, suivi presque immédiatement d'impossibilité de les remuer : quelques heures après, les autres doigts et le poignet étaient atteints. Depuis lors la paralysie a persisté malgré le traitement mis en usage (électricité, frictions et strychnine à l'extérieur). La conservation de la contractilité électrique nous permet d'espérer une guérison complète, mais il faut que vous sachiez que cette guérison est souvent lente à se produire. »

Dans cette observation, en particulier, au contraire de celles de Bachon, le nerf est comprimé à sa partie interne. (L. C.)

*b.* Quoique le radial paraisse protégé par des plans musculaires, alors qu'il est situé dans la gouttière de torsion, il peut cependant être lésé en cet endroit même.

Un fardeau appuyé sur l'épaule et sur la partie postérieure du bras exécuterait cette sorte de compression. Weber a vu un panier d'oranges porté de cette façon amener la paralysie du radial. On trouvera plus loin dans nos observations d'autres modes sur lesquels il est inutile d'insister (1).

M. Panas à donc été trop exclusif en disant : « La portion originelle du nerf (radial) placé dans le creux axillaire, et plus bas, dans l'épaisseur du triceps brachial au fond de la gouttière de l'humérus, échappe à toute compression énergique venue du dehors et il en est de même du filet cutané interne (2). »

*c.* Lorsque le nerf radial est devenu superficiel au côté externe de l'humérus, il est, on le conçoit, facilement comprimé entre un plan résistant (bord d'une chaise, d'une table, d'un lit, d'un banc, etc.) et la tête ou le tronc d'un individu profondément endormi. On trouve beaucoup d'exemples de ce genre dans le mémoire de

(1) V. Obs. XXXII.
(2) *Loc. cit.*, p. 657 et s.

M. Panas. Nous en avons vu nous-même deux ou trois dont l'étude n'offre rien de nouveau à signaler. Comme la fracture de l'humérus s'effectue habituellement à l'union du tiers inférieur avec les deux tiers supérieurs de cet os, le cal qui se forme à la suite comprime parfois le radial, principalement à la région externe. Ces faits sont relativement rares; Hamilton, Malgaigne n'en parlent pas; Gurtl en cite un seul exemple (Mitchell). Tantôt le cal agit sur le nerf resté isolé; tantôt il l'englobe et le comprime. Ce dernier mode, nié par M. Reuillet en 1859, est admis aujourd'hui par tous les chirurgiens. Les observations que nous allons produire viendront à l'appui de notre assertion.

Observation XI (Personnelle) : *Paralysie radiale gauche, suite de fracture de l'humérus.* — Pressat, Nazaire, vingt et un ans, entre à l'hôpital des cliniques le 27 janvier 1874 (Service de M. le professeur Broca.) (1).

*Antécédents.* — Syphilis en 1868. En 1871, il survint une nouvelle poussée de plaques muqueuses et d'ecthyma, dont nous trouvons encore les traces sur les jambes. Pendant deux mois, durant la guerre de 1870, P. éprouva des douleurs rhumatismales.

Le 28 octobre 1873, il fit une chute de cheval : le bras gauche heurta sur le bord d'un trottoir. L'humérus se fractura à l'union du tiers moyen et du tiers inférieur. Le malade entra dans le service de M. Desormeaux (hôpital Necker). On appliqua un premier appareil composé de quatre lames de zinc repliées au coude sur l'avant-bras et on le laissa deux semaines. Un appareil silicaté lui succéda et, au bout de quatre semaines, la consolidation était effectuée : mais les extenseurs étaient paralysés. Le coude était à demi-fléchi, la main tombante, etc. Des fourmillements se faisaient sentir comme aux premiers jours de l'accident. Envoyé à Vincennes, P... y demeura du 8 décembre au 2 janvier. Il y fut traité par les douches et l'électricité (courants induits : 15 séances) qui réveillait de la douleur surtout

(1) Nous avons pris cette observation avec notre obligeant ami, M. Boissier, interne des hôpitaux de Paris.

dans les articulations. Depuis le 2 janvier, le malade est resté chez lui. Peu de changement depuis son entrée à Vincennes.

*État actuel.* — L'avant-bras gauche est atrophié, mais les extenseurs le sont beaucoup plus que les autres muscles. L'éminence thénar est un peu aplatie : les interosseux dorsaux, les fléchisseurs ont maigri, cela tient au défaut de fonctionnement de ces muscles et non à la paralysie de leurs nerfs. L'extension de l'avant-bras sur le bras est limitée. Nous trouvons tous les caractères de la paralysie radiale cités plus loin.

*Électricité. — Courants induits : pile de Gaiffe.* — On n'obtient aucune contraction des extenseurs, presque rien des interosseux dorsaux et des muscles de l'éminence thénar. Les deux pôles appliqués sur le trajet du nerf dans la gouttière ne provoquent aucun mouvement. L'électrisation, douloureuse d'abord, est bientôt facilement supportée. Les extenseurs, puis les abducteurs et les interosseux reprennent successivement leurs fonctions. Un mois après, le malade fait lui-même presque tous les mouvements. Le pouce se meut moins bien que les autres doigts : son abduction est presque impossible.

*Mensuration.* — M. Boissier a trouvé au début :

| | A gauche : | A droite : |
|---|---|---|
| Poignet.............. | 0.16 c. | 0.16 c. |
| Milieu de l'avant-bras. | 0.176 | 0.19 |
| Coude................ | 0.242 | 0.242 |

*Température.* — Elle présente une notable différence des deux côtés, et, chose curieuse, une augmentation pour le membre paralysé :

| | A gauche : | A droite : |
|---|---|---|
| Face palmaire... | 0.302 | 0.28 |
| Coude........... | 0.34 | 0.325 |
| Fracture........ | 0.332 | 0.32 |
| Aisselle......... | 0.378 | 0.376 |

Nous remarquons que sur le membre malade les poils sont beaucoup plus abondants, plus longs, plus forts que sur le membre sain. Les ongles y croissent plus vite et y sont plus épais. Toutes les sensibilités s'y trouvent exagérées.

A sa sortie, au commencement d'avril, le malade était presque complétement guéri.

Observation XII (Personnelle) : *Fracture de l'humérus; cal comprimant le radial; paralysie.* — Chevreul (Théodule), huit ans, entre, le 17 novembre 1873, à la Charité (service de M. Trélat.

Cet enfant avait eu le bras fracturé à l'union du tiers inférieur avec les deux tiers supérieurs. Il croit pouvoir nous affirmer que la main était, dès le début, tombante comme aujourd'hui; mais, vu son jeune âge et les renseignements peu précis que nous avons pu obtenir, nous doutons que nous ayons sous les yeux un cas analogue à celui de M. Erichsen. A un appareil composé d'attelles et de coussins succéda un appareil amidonné. Quand on enleva ce dernier, la main tombait perpendiculairement sur la face antérieure de l'avant-bras. Le cal était manifestement difforme et dans l'opération que pratiqua M. Trélat, quelques jours après l'entrée du malade, ce savant chirurgien trouva le nerf radial entouré par le cal et même, nous a-t-on dit, comme dilacéré à son côté interne.

Le 24 janvier 1874, nous voyons l'enfant pour la première fois : la cicatrice de la plaie faite pour l'opération est un peu en croissant, longue de 5 centimètres environ et située au-dessus du coude, au côté externe du bras. Nous constatons les symptômes de la paralysie radiale aussi manifestes que dans l'observation XVII.

En ce moment, l'on emploie les courants continus pour entretenir la nutrition du membre, en attendant la régénération du nerf altéré. M. Trélat essaye devant nous les courants induits, mais la contractilité électro-musculaire des extenseurs est abolie : le courant les traverse sans les exciter et les fléchisseurs seuls agissent. (La branche musculaire se serait-elle rompue pendant l'opération? On n'a pu nous l'affirmer.)

Nous avons revu cet enfant à plusieurs reprises. Il part demain, 10 avril. Aucune amélioration dans son état. Atrophie notable des muscles postérieurs de l'avant-bras et de tous ceux de la main, mais assurément bien moins considérable que si l'on n'eût pas employé les courants continus.

Observation XIII. — *Fracture de l'humérus. Le nerf radial est compris dans le cal; extraction d'une esquille, guérison* (Mitchell. *Loc. cit.* p. 127-128).

Auguste Lombard, âgé de vingt-deux ans, a eu l'humérus fracturé à l'union des 3/5 supérieurs avec les 2/5 inférieurs. Le membre a été maintenu dans un appareil dextriné pendant quarante jours. Au début, le malade éprouvait des douleurs très vives et lancinantes dans le lieu de la fracture.

Lorsque l'appareil fut enlevé, on trouva que les extenseurs étaient paralysés. Quatre mois plus tard, M. Ollier, après un examen attentif, conclut que le nerf radial avait été primitivement atteint par des fragments osseux, et secondairement qu'il avait été affecté par le cal. Tous les autres moyens ayant échoué, M. Ollier se décida à faire une incision dans la direction du nerf et il le trouva, suivant ses expressions « tuméfié comme un ganglion et étranglé par une esquille appartenant sans doute au fragment inférieur. Cette esquille était, par sa base, en continuité avec le fragment inférieur, confondu lui-même, pour ainsi dire, dans une masse de cal périphérique. » A ce niveau, le nerf était comme comprimé par une ligature; il mesurait seulement 3 millimètres de diamètre, tandis que plus haut le tronc élargi mesurait un centimètre d'épaisseur et plus bas présentait également un léger renflement. Un peu plus bas encore, le volume était devenu normal, quoique le nerf fût encore enclavé au milieu du cal dans une longueur de 15 à 20 millimètres. Le fragment osseux fut retiré et une gouttière large et profonde fut ménagée pour le cordon nerveux, par l'ablation du périoste sur une certaine étendue. La guérison fut complète.

Observation XIV (Tailhé). — « Un artilleur reçoit un coup de feu qui brise l'humérus vers son milieu : la fracture se consolide. Après la formation du cal, le mouvement d'extension des doigts est aboli; la sensibilité est perdue, seulement à la partie moyenne de la face dorsale de l'avant-bras. »

C'est aussi à la compression du radial au niveau du bord externe de l'humérus que se rattache l'étiologie d'une maladie professionnelle singulière, celle des porteurs d'eau de Rennes (Bachon). Dans cette ville, l'eau est peu potable; on va donc en puiser à des sources éloignées. On l'amène dans des tonneaux, puis on procède à la distribution. Tandis qu'à Paris on emploie des seaux, là on se sert de buies, grands vases en fer-blanc, qui, remplis, pèsent environ trente-huit kilogrammes. Les hommes ou les femmes qui les transportent, appliquent sur leur poitrine le ventre de cette espèce de cruche et passent un bras dans l'anse pour retenir solidement la buie. Dans cette position, la partie postérieure et externe du bras est comprimée. Il ne se passe pas d'année, paraît-il, sans qu'on constate plusieurs paralysies radiales dues à cette cause.

Nous devons éveiller l'attention sur une circonstance qui pourrait faire attribuer la paralysie à une autre cause qu'à celle qui l'aurait occasionnée. Dans la réduction des luxations scapulo-humérales, on attache les lacs à la partie inférieure du bras, de peur de léser les articulations du coude ou du poignet en exerçant les tractions. Or, pendant qu'on opère celles-ci, le radial peut être comprimé et même contus : de là une paralysie qu'on attribuerait volontiers à la luxation, si l'on n'avait pas pris la précaution de bien examiner auparavant l'état de l'avant-bras et de la main.

*d*. Parvenu plus bas, le radial est exposé à être comprimé à la suite d'une luxation du coude (ce que M. Penancier a constaté à la suite d'une luxation des deux os de l'avant-bras, en arrière), d'une fracture avec cal de l'épicondyle ou par des esquilles de périoste transplanté. M. Reuillet a vu une paralysie radiale à la suite d'une fracture intra-articulaire de l'épicondyle et d'une luxation du coude en arrière.

D. *Plaies.* — Le nerf radial peut être atteint, surtout à la région externe du bras, de plaies par instruments divers. La piqûre est rare et, en tout cas, on ne comprend guère que sans complication elle puisse amener la paralysie. Les plaies par instruments tranchants sont accidentelles (section complète ou incomplète) ou chirurgicales (excision ou section). Les cas de section incomplète sont peu connus et d'un diagnostic souvent douteux. La section complète fournit peu d'exemples. Paget (1) en rapporte deux. Une scie circulaire avait divisé le médian et le radial. — En revanche, à défaut d'observations clini-

(1) *Loc. cit.*, 1853.

ques, les expérimentations sur les animaux ne manquent pas. — Quant aux cas d'excision du radial, on en trouve un certain nombre. Schuh (1) la pratiqua six fois de suite sur la même personne avant d'amener la guérison complète d'une névralgie. — N'oublions pas les deux résections observées, l'une par A. Cooper, l'autre par Carle (2). Dans le cas de Teevan (3), il s'agissait d'une excision d'un centimètre et demi. Une vive inflammation survint avec un soulagement complet au bout de trois semaines. Le pouce, le médius et l'index étaient engourdis. La sensibilité reparut. — M. Mitchell (4) rapporte une observation inédite de Morton. Le radial fut excisé sur une longueur de douze centimètres pour guérir une causalgie. Celle-ci persista, et on dut pratiquer l'amputation, qui amena une guérison complète. — On trouve dans Miner Buffalo (5) un cas d'excision du radial de sept centimètres cinq millimètres. Soulagement complet, guérison définitive de la partie malade : paralysie des extenseurs; perte de la sensibilité à la face postérieure de l'avant-bras.

Lorsqu'un nerf n'est plus en rapport avec les centres, il s'altère. On ne voit pas encore de lésion au microscope, quand déjà son excitabilité a disparu. Au huitième jour, le tube n'est plus aussi diaphane; puis on voit des lignes sinueuses, une segmentation de la myéline allant jusqu'à la pulvérulence. Les granulations sont résorbées, et la gaîne de Schwann plissée se rétracte sur le cylindre-axe, dont on ne connaît pas encore les altérations. Nous verrons plus loin ce qui arrive à la suite des plaies de nerfs.

On peut rencontrer des plaies contuses, et alors le nerf

(1) *Op. susg.*, p. 829.
(2) Hamilton. On the effects resulting from wounds of nerves. *Dublin Journal of med. Sciences*, 1838.
(3) *Lancet*, 1832-33. Vol. 1er, p. 654.
(4) *Loc. cit.*, 48e obs., p. 327.
(5) *Med. Journ.*, t. VII, p. 427.

radial présente probablement les lésions réunies de la contusion et de la section.

OBSERVATION XV (Duchenne, *Electr. loc.*, 1861, p. 41). — Un blessé, dont le nerf radial avait été détruit par une balle à la partie inférieure du bras, avait perdu la sensibilité et la contractilité électrique des muscles de la région postérieure de l'avant-bras ; mais la sensibilité de la peau était restée intacte à cause de l'intégrité des nerfs cutanés.

3° FROID. — Pour nous, cette cause provoque la paralysie radiale au moins aussi souvent que la compression. Qu'on mette de côté toute considération théorique, qu'on s'en tienne à l'observation pure et simple, et l'on verra que notre proposition n'est pas complétement dépourvue de vérité. Nous éliminons tous les cas où une cause quelconque de traumatisme pourrait être invoquée. Nous sacrifions plusieurs de nos observations personnelles dans lesquelles la compression, quoique de très courte durée, a cependant existé ; nous pensons éviter de cette façon toute controverse inutile.

Citons d'abord quelques exemples :

OBSERVATION XVI : *Paralysie a frigore.*— Mennecier, trente-huit ans, polisseur de zinc, entre, le 15 juillet 1868, à l'hôpital Saint-Antoine. (Service de M. le d[r] A. Ollivier. Lit n° 15, Salle Saint-Joseph.)

Ses parents ont été atteints d'affections rhumatismales : son père, à l'âge de trente-neuf ans, succombait à une maladie de ce genre. — Le malade observe une bonne hygiène : pas d'excès vénériens ni alcooliques. — Il a eu la fièvre intermittente en Afrique, en 1856. Dix ans après, cette fièvre l'a atteint de nouveau. — Pas de syphilis, pas de rhumatisme, pas de scrofule. — En 1866, étant resté en chemin de fer près d'une portière, il eut une paralysie, semblable à celle qui l'amène à l'hôpital et qui disparut en une dizaine de jours.

Le dimanche 12, il s'endormit laissant sa fenêtre ouverte et ayant les bras hors du lit. Le lendemain matin, il sentit de la faiblesse dans la main droite. La paralysie augmenta les deux jours suivants. Le malade est soumis aujourd'hui à notre observation.

*Mobilité.* — La main droite retombe fléchie sur l'avant-bras : l'index est un peu moins fléchi que les autres doigts. Lorsqu'on explore la force des différents muscles du bras, on trouve que le deltoïde et les fléchisseurs ont conservé toute leur vigueur : le triceps a moins de puissance que celui de l'autre côté. — A l'avant-bras, les muscles extenseurs, commun des doigts et propre du petit doigt, sont paralysés complétement : les trois derniers doigts ne peuvent être relevés : le malade étend encore l'indicateur, très légèrement toutefois. Les fléchisseurs sont moins compromis ; les doigts, surtout l'index, se fléchissent, quoique lentement : ils serrent très peu, même lorsqu'on relève le poignet. Les mouvements du pouce s'exécutent en partie. L'adduction se fait bien, mais l'abduction est impossible lorsqu'on maintient l'avant-bras. — La pronation s'opère avec une extrême difficulté : il en est de même de la supination, lorsqu'on a soin d'empêcher l'action du biceps. La main étant placée à plat sur le lit, le malade n'écarte et ne rapproche que lentement les doigts, ce qui prouve la parésie des interosseux. Dans la flexion de l'avant-bras, le long supinateur est mou.

*Sensibilité.* — Les sensibilités tactile, douloureuse et thermique sont très diminuées à l'avant-bras et à la main; cependant elles sont mieux conservées dans la moitié externe de la face antérieure : au bras, elles sont faiblement accusées, surtout aux faces interne et postérieure.

*Electricité.* — La contractilité électrique est conservée : la sensibilité électrique est diminuée.

Electrisation : guérison le 23 juillet.

Observation XVII : *Paralysie* a frigore, *Hôtel-Dieu, salle Sainte-Jeanne, lit n° 26. Service de M. Grisolle.* — (Observation recueillie par M. le Dr A. Ollivier, alors chef de clinique.) — Muller, André, quarante-cinq ans, cordonnier, entré le 1er janvier 1866. Il dit avoir eu la fièvre typhoïde à dix-huit ou vingt ans, et une blennorrhagie à l'âge de dix-huit ans. — Il commet assez fréquemment des excès alcooliques et vénériens. Il n'a pas d'accès de *delirium tremens*, mais des rêves caractéristiques : animaux qui le poursuivent, etc.). Pas de pituite, pas de tremblement, pas de rhumatismes. Depuis quelques années, il présente de l'affaiblissement de la mémoire, mais conserve cependant une intelligence nette.

Il y a environ un mois, le malade fut réduit à coucher dans un rez-de-chaussée humide, par terre, sans matelas. Quelques jours après, ses articulations tibio-tarsiennes devinrent rouges, tuméfiées et douloureuses, ainsi que ses genoux. Il continua encore son travail, mais bientôt il fut forcé d'entrer à l'Hôtel-Dieu. La marche lui était pénible, et il ne pouvait plus se servir du bras droit.

1° Quand on examine la main, ce qui frappe d'abord, c'est sa chute.

2° Quand on fait fléchir l'avant-bras sur le bras, la main étant dans la pronation, on ne sent point la corde que devrait former le long supinateur contracté.

3° Le bras étant étendu sur le lit, la main étant dans la pronation, le malade ne peut la ramener dans la supination.

4° Quand on fait étendre l'avant-bras, le malade ne peut relever la main (paralysie des extenseurs).

5° La main étant dans l'extension, ni l'abduction, ni l'adduction ne sont possibles.

6° Les interosseux dorsaux paraissent diminués de volume; les espaces interosseux sont plus apparents.

Les éminences thénar et hypothénar ne paraissent pas atrophiées. Le malade peut rapprocher et écarter les doigts ; mais, quand il veut les étendre, l'extension n'est pas aussi prononcée que de l'autre côté.

7° Le malade serre moins bien, mais quand on lui maintient la main étendue et quand on veut étendre ses deux phalanges malgré lui, on sent une résistance plus forte.

8° Pas de troubles de la sensibilité.

Pas de tumeur dans l'aisselle ni sur le cou ; pas de douleur au niveau des apophyses épineuses; pas de mal de tête.

Les pupilles sont contractiles, un peu de presbytie. Pouls régulier ; pas de fièvre.

Les douleurs des jointures existent encore; le malade ne peut descendre aux bains. Rien de particulier au cœur et dans les poumons. Tremblement fibrillaire de la langue. Appétit conservé. Rien du côté du canal digestif et de ses annexes.

Le 9, le malade quitte l'hôpital sans être guéri.

Observation XVIII. — *Paralysie* a frigore *de tous les muscles de l'avant-bras. — Hôtel-Dieu, salle Sainte-Jeanne, lit n° 10, service de M. Grisolle.* — (Observation communiquée par M. le Dr A. Ollivier.)

Moussard, Achille, âgé de trente-neuf ans, raffineur, entré le 7 septembre.

Ce malade est vigoureusement constitué. Il a eu un chancre de la verge, il y a quinze ans environ, puis consécutivement les accidents secondaires de la syphilis (plaques muqueuses, alopécie, etc.).

Il est entré à l'Hôtel-Dieu, il y a un mois et demi, pour une céphalée ; revenant particulièrement la nuit, céphalée qui disparut rapidement, sous l'influence de l'iodure de potassium.

Ce malade, travaillant dans une fabrique de sucre, plonge souvent ses mains dans les turbines excessivement chaudes. Il raconte que vendredi dernier, 31 août, il se lava avec de l'eau froide les mains et les avant-bras qu'il venait de retirer des turbines. Dès le soir même, deux heures plus tard, il ressentait dans la main droite des fourmillements incommodes qui remontèrent dans l'avant-bras correspondant, mais plus particulièrement à la main. Sa main n'était point encore paralysée, il pouvait encore s'en servir, quoiqu'elle fût plus faible que celle du côté opposé. Cet état persista le samedi, le dimanche, et ce n'est que le lundi qu'il constata la disparition graduelle des fourmillements, mais en même temps sa main et son avant-bras devinrent inactifs. Impossibilité complète d'ouvrir et de fermer la main. — Il entra à l'Hôtel-Dieu quelques jours plus tard. — Anesthésie complète des doigts, soit à leur face palmaire, soit à leur face dorsale ; on peut traverser la peau avec une épingle, sans que le malade accuse la moindre sensation même de contact.

La main est pendante sur l'avant-bras; les phalanges sont dans un léger état de flexion et un peu écartées les unes des autres. — Le malade peut fléchir encore la main sur l'avant-bras, mais ce mouvement est très peu limité, ainsi que la flexion des doigts. L'extension de ceux-ci est absolument impossible ; l'extension du carpe et du métacarpe ne se fait pas davantage.

Les mouvements d'adduction et d'abduction sont aussi totalement abolis. L'avant-bras étant demi-fléchi dans un état intermédiaire à la pronation et à la supination, si on dit au malade de faire un effort, on voit le long supinateur se contracter. L'avant-bras étant étendu et en pronation, le mouvement de supination s'opère, mais avec beaucoup de lenteur. — Les mouvements du pouce sont complètement abolis. La contractilité électro-musculaire est intacte. — Douches de vapeur.

14 septembre. — Le pouce peut exercer de légers mouvements de flexion et d'extension; le malade dit qu'il sent mieux la chaleur de la douche.

30 septembre. — La sensibilité semble revenir un peu; les mouvements sont encore complétement abolis.

15 octobre. — La sensibilité reparaît graduellement de même que les mouvements. Le malade écarte légèrement le pouce des autres doigts.

Electrisation tous les deux jours. — Bains de vapeur.

5 novembre. — La sensibilité en grande partie revenue, est moins parfaite toutefois que de l'autre côté. — Les doigts peuvent être écartés les uns des autres; le malade peut les fléchir, les étendre, mais les mouvements ne se produisent que lentement. Il serre très faiblement de la main droite. Le pouce peut être porté dans toutes les positions. La flexion et l'extension du poignet se font comme à l'état normal. Le malade demande son exeat.

Observation XIX : *Paralysie a frigore.*— Sigrist (Antoine), vingt-huit ans, tanneur, entré le 12 juillet 1873 à l'hospice Cochin (service de M. Bucquoy), lit n° 25. (Observation due à l'obligeance de M. Hanot, interne.)

C'est un homme robuste, fortement musclé, qui n'a jamais fait aucune maladie sérieuse. Bien que sa profession l'oblige à avoir très souvent les bras dans l'eau froide, il n'a jamais présenté le moindre accident morbide aux membres supérieurs.

Dans la nuit du 10 juillet, il laissa ouverte la fenêtre de la chambre où il couchait. Le matin, à son réveil, il s'aperçut qu'il ne pouvait presque plus se servir de sa main droite qui lui semblait lourde et restait pendante sur l'avant-bras. D'ailleurs, aucune sensation douloureuse: ni fourmillements, ni engourdissement dans la main, l'avant-bras, le bras.

Il lui fut impossible de reprendre son travail. Le 12 juillet il entrait dans le service. Le 13 juillet au matin, le malade nous dit être dans le même état que l'avant-veille. Interrogé sur la cause de l'accident, il dit que c'est un refroidissement, un coup de vent venu de sa fenêtre (fenêtre à tabatière). Il explique la position de son lit, qui se trouvait être parallèle à la fenêtre. Le bras droit regardait celle-ci.

Il ne peut étendre la main sur le poignet, et il est facile de voir que les interosseux sont peu ou point affectés, car les doigts peuvent s'écarter les uns des autres, à la condition que la paume de la main soit appliquée sur un plan. De même, le malade peut encore étendre les troisièmes phalanges sur les secondes, si les doigts sont préalablement immobilisés dans l'extension moyenne.

Si l'on dit au malade de résister, alors qu'on tire sur l'avant-bras fléchi sur le bras pour l'étendre, on sent que le long supinateur reste flasque. Ce muscle n'obéit donc pas non plus à la volonté.

D'ailleurs, l'examen pratiqué avec les courants induits montre que tous les muscles innervés par le nerf radial, et entre autres le long supinateur, ont conservé la contractilité électrique.

L'électrisation du nerf radial droit est pratiquée comme l'a indiqué M. Vulpian à la Société de biologie, dans la séance du 11 mars 1872. Un des électrodes (excitateur à bout olivaire, recouvert d'un linge mouillé) est placé sur le trajet radial, entre le long supinateur et le brachial antérieur. L'autre (cylindre muni d'une éponge), à la partie médio-externe du triceps, dans l'endroit où se trouve ce même nerf. Cette électrisation du nerf radial n'a point fait se contracter les muscles innervés par ce nerf. Les muscles analogues de l'avant-bras gauche se sont contractés sous l'influence de l'électrisation du nerf radial gauche.

La sensibilité au pincement, au chaud et au froid, a diminué un peu à l'avant-bras droit, mais surtout à la main droite.

*Embarras gastrique. Vomitif.* — 14 juillet. — Même état. L'anesthésie de la peau à l'avant-bras a presque complétement disparu.

15 juillet. — L'anesthésie a complétement disparu. Même état du nerf radial et des muscles qu'il innerve, à l'égard des courants électriques.

16 juillet. — Le malade sort : il doit revenir chaque matin se faire électriser, mais on ne l'a point revu.

Observation XX (Lequesne). — X., âgé de trente-cinq ans, homme de peine au magasin de la Tour Saint-Jacques, rue de Rivoli, entre à l'Hôtel-Dieu, salle Saint-Louis, n° 5, pour une paralysie de l'avant-bras, le 13 février 1867. « Cet homme raconte que deux jours auparavant, il sortit le soir dans la rue, pour fermer le magasin. Il faisait très chaud à l'intérieur ; il était en manches de chemise, et avait la peau légèrement humide de sueur. Aussi dès qu'il sortit dans la rue, où le froid était très vif, il fut saisi d'une sorte de frisson, et quand il voulut prendre les planches qui ferment la devanture du magasin, sa main droite fut impuissante à les soulever, et il fut obligé d'appeler quelqu'un à son aide. Le lendemain, l'avant-bras était tout à fait inerte. » Examiné à l'hôpital, ce malade présentait les symptômes les plus accusés d'une paralysie radiale isolée.— Frictions ammoniacales, électrisation avec l'appareil Breton ; guérison en dix-huit jours.

Observation XXI. (Duchenne. *Loc. cit.* obs. CXXXIV. — Analyse). — Une femme de quarante-sept ans, blanchisseuse, sans antécédents hystériques ni saturnins, habitant un logement humide, s'endort sur sa chaise, les bras croisés sur la poitrine, et se réveille avec une paralysie radiale, accompagnée d'engourdissement, de fourmillements, etc. Pas de douleur. La sensibilité cutanée paraît diminuée à l'avant-bras ; le sens du toucher est perdu. — Contractilité musculaire conservée ; sensibilité augmentée dans les muscles. — Vésicatoires. Strychnine. Pas de résultat. Guérison en trois semaines par la faradisation pratiquée tous les deux jours.

Il est inutile de donner des preuves plus nombreuses de l'influence du froid. On en trouve assez souvent dans les hôpitaux, et les auteurs en ont publié un certain nombre dans leurs ouvrages (Duchenne, Onimus et Legros, Thèses, etc.). Cependant, M. le Dr Panas, dans son savant mémoire déjà cité, avance que la paralysie idiopathique du nerf radial reconnaît pour cause « dans l'immense majorité des cas, pour ne pas dire toujours, une compression légère et temporaire du nerf radial. » Cet habile chirurgien articule contre la paralysie *a frigore* plusieurs conclusions qu'il nous pardonnera de ne pas admettre, et voici, en somme, sur quoi il se fonde.

1° « Le decubitus prolongé sur le côté est une cause indispensable de la production de la paralysie. » Nous avons prouvé par des observations précédentes que cela n'est pas exact. Notons encore celle-ci, entre autres :

Observation XXII (Onimus et Legros.) — *Analyse.* — Bouillet, employé, se lève, se rend à son bureau sans que le bras présente rien d'anormal. A neuf heures, il sent le froid; à onze heures, il est paralysé des extenseurs. Pas de douleur. Guérison en six séances. Contractilité électro-motrice conservée.

2° « Cette compression agit invariablement sur la portion du nerf où celui-ci devient superficiel et repose sur le plan résistant de l'humérus; de là, la délimitation exacte de la paralysie.» Le froid, d'après M. Panas, ne saurait agir toujours au même point et dans la même étendue. C'est aussi notre avis, et nous donnerons des exemples dans lesquels la paralysie radiale sera limitée à certains muscles. Mais nous avons peine à admettre que le froid ne puisse pas agir sur le tronc d'un nerf devenu superficiel mieux qu'en tout autre point caché dans des masses musculaires. Pourquoi la compression aurait-elle ce privilége ? M. Panas demande encore comment, dans l'hypothèse du refroidissement, on explique l'influence de l'ivresse et du sommeil profond ? Mais la diminution de sensibilité qu'il admet pour la compression n'existe-t-elle pas pour le froid ?

3° « Pourquoi, ajoute-t-il encore, si le froid agit sur les autres nerfs du bras sont-ils si rarement atteints, tandis que la paralysie radiale s'observe journellement ? » Personne ne conteste que le trajet du radial ne le prédispose plus que tous les autres nerfs du bras aux lésions de tous genres. C'est aussi la disposition superficielle du facial et du tibial antérieur à leur terminaison, qui rend leur paralysie plus fréquente que celle des autres nerfs de la même région. Nous devons le dire cependant, M. Panas a rendu un véritable service à l'étude de la paralysie radiale. Trop souvent, en effet, on l'a attribuée au froid, alors que la compression en était probablement la cause véritable, et l'on a introduit dans la physiologie pathologique des nerfs des données inexactes qu'une étiologie mieux connue aurait pu faire éviter.

L'influence du froid ainsi établie, voyons dans quelles circonstances cet agent exerce son action. L'exposition à un courant d'air; le simple décubitus, sur le sol humide; l'immersion des bras dans l'eau glacée (Grisolle); le seul séjour dans une chambre froide, quand les bras sont en sueur; et, surtout dans cette condition, le passage d'un lieu chauffé à un endroit frais : telles sont les occasions habituelles où se produit la paralysie radiale.

Comme on le voit dans les exemples précédents, celle-ci survient assez fréquemment pendant le sommeil, la nuit, une fenêtre restant ouverte.

Nous avons à nous demander comment le froid peut provoquer cette paralysie. M. Brown-Séquard admet que c'est par une impression sensitive réflexe, dont nous expliquerons plus loin l'action.

Ecsenmann voit dans l'action du froid un choc de la périphérie sensitive. Les cellules motrices seraient modifiées à la suite. Pour admettre cette théorie, il faudrait ne considérer que les paralysies consécutives à un froid intense. Souvent, au contraire, celui-ci a été presque insignifiant.

Plusieurs auteurs pensent que tous les tissus (peau, muscles et nerfs) sont atteints en même temps. M. Mitchell qui, nous le savons, fait grand cas de la congestion, attribue à cet état pathologique la paralysie *a frigore*. « Une congestion plus ou moins intense se produit toujours, dit-il, lorsque des tissus, refroidis ou congelés par quelque moyen que ce soit reviennent à une température normale. Le tissu nerveux ne fait pas exception à cette loi-là (1). » Mais la paralysie précède ce retour de la température normale qui parfois, on le sait, ne réapparaît que très tard. Cette congestion, ici comme dans la

(1) *Loc. cit.*, p. 58.

plupart des cas, et selon l'opinion de M. Vulpian, n'est donc qu'un effet et non une cause.

La lésion produite par le froid consisterait, d'après les expériences de M. Tillaux, dans une dégénération analogue à celle que découvrit Waller après la section des nerfs. « Il est plus facile d'expliquer les paralysies *a frigore* par cette lésion nerveuse que par le fait d'une compression (1). »

Indiquons à présent pourquoi, contrairement à beaucoup d'auteurs, nous donnons à cette variété de paralysie du radial le nom de *a frigore* et non de rhumatismale.

Nous ne croyons pas que le rhumatisme articulaire aigu puisse produire la paralysie du nerf radial. Pour nous prouver le contraire, il faudrait nous objecter un cas où celle-ci serait survenue alors que le malade n'aurait reçu aucun courant d'air et n'aurait subi aucun refroidissement.

On ne saurait conclure de notre observation XVII, où le rhumatisme disparaissait quand la paralysie survint, autre chose que ceci : la cause qui engendre le rhumatisme articulaire peut amener la paralysie du radial. Qu'on ne se méprenne pas pourtant sur l'opinion que nous émettons ici. Quoique le malade ait été exposé au froid, avant l'apparition et pendant le cours du rhumatisme, il est permis, en présence de la coexistence des douleurs articulaires avec l'akinésie en question, de songer à l'influence fâcheuse de la diathèse autant qu'à l'action du refroidissement. On serait ainsi conduit à établir entre les paralysies *a frigore* et les paralysies franchement rhumatismales une distinction que jusqu'à présent rien de positif ne nous autorise à admettre. En tout cas, si jamais on trouvait l'exemple que nous demandions tout à l'heure, on aurait à résoudre un problème aussi dif-

(1) A. Ollivier. — *Loc. cit.*, p. 125-126.

ficile que celui que soulève la paralysie saturnine, à savoir : le pourquoi de la délimitation de la paralysie au domaine d'un seul nerf, dans une maladie générale.

Quant au rhumatisme musculaire, de deux choses l'une : ou bien il consiste dans une névralgie des nerfs intramusculaires (Valleix), et alors la paralysie consécutive doit être dite par névralgie, ou bien il est dû à une altération encore inconnue de la fibre musculaire.

« L'affection rhumatismale a déterminé dans le tissu musculaire une modification dont nous ignorons la nature, modification qui est telle que le muscle ne peut plus se contracter. C'est à cette abolition momentanée ou permanente de la contraction musculaire que l'on est convenu de donner le nom de paralysie rhumatismale (1). »

Dans ce dernier cas, la paralysie serait musculaire et ne nous appartiendrait plus. L'existence de cette affection est, du reste, plus que douteuse.

4° *Chaleur.* — La cautérisation des nerfs mixtes, telle que M. Vulpian la pratique dans ses expériences, c'est-à-dire par transfixion des nerfs à l'aide d'une aiguille plongée auparavant dans l'acide acétique cristallisable provoque tout aussitôt, non une excitation motrice, mais une paralysie du cordon nerveux. « J'ajoute, dit cet auteur, que j'ai observé dans certains cas la production rapide, en cinq ou six jours, d'une solution complète de continuité du nerf dans le point où il avait été cautérisé (2). »

Observation XXIII (Onimus et Legros).—Benedikt cite un cas de paralysie du radial *a calore;* mais l'agent n'avait pas atteint le radial lui-même; le bras avait été brûlé dans le voisinage de ce nerf par un fer rouge: le nerf lui-même n'avait été atteint ni primitivement, ni par la cicatrisation.

(1) A. Becquerel, *Traité des applications de l'électr. à la thérap. méd. et chir.*, p. 184.
(2) *Arch. de physiologie*, 1872, p. 752 et suiv.

Nous croyons que la seule raison que l'on puisse donner de ce cas, peut-être unique, est celle que nous attribuons aux paralysies suivantes.

5° *Action réflexe.* — Nous avons vu, dans un exemple emprunté à M. Mitchell, la paralysie du radial gagnant, au bout d'un certain temps, le nerf circonflexe. La réciproque ne peut-elle pas être vraie? N'est-il pas rationnel de croire à la propagation de l'altération du nerf primitivement atteint au nerf secondairement affecté? On ne peut plus invoquer ici la solidarité qui existerait, d'après M. Duchenne, entre tous les nerfs d'une région, solidarité « telle, qu'aucun ne peut être entièrement supprimé sans compromettre l'innervation générale de tout le membre (1). » Nous voyons, en effet, la lésion consécutive d'une branche nerveuse isolée. La marche de l'affection gagnant seulement les branches émanées du même tronc d'un plexus, nous prouve de plus que la lésion n'est pas parvenue aux centres, et nous montre l'importance d'une connaissance exacte de ces mêmes plexus dans l'étude des maladies des nerfs. C'est ainsi que les branches thoraciques antérieures, affectées d'abord, ont provoqué la paralysie du médian et du musculo-cutané, engendrés par le même tronc. On conçoit que la lésion ascendante s'étende parfois à un plexus entier et à la moelle elle-même; de là, des désordres considérables.

Mais à la suite de simples impressions des nerfs sensitifs sont survenues des paralysies dont M. Brown-Sequard s'est beaucoup occupé. On les a nommées paralysies de cause réflexe. Elles ont été remarquées quelquefois au bras, peut-être jamais dans le domaine du radial lui seul. Nous serons bref sur ce qui les concerne : toutefois, nous ne pouvons les passer sous silence.

La compression prolongée occasionne, par exemple, des

(1) *Loc. cit.*, 2e éd., 1861, p. 194.

paralysies dans les muscles indépendants des nerfs malades. Ce n'est point alors par une névrite, car M. Mitchell, dans les cas nombreux qu'il a observés, n'a jamais vu apparaître cette inflammation. En réalité, elles sont bien dues à une action réflexe: « L'irritation, après avoir atteint le centre nerveux, peut se réfléchir, soit sur les vaisseaux sanguins de ce centre même, soit sur ceux des nerfs moteurs ou ceux des muscles (1). »

Mais l'action réflexe est-elle toujours complète? La cellule nerveuse n'a-t-elle pas subi, dans certains cas, une modification capable de paralyser les tubes nerveux qu'elle fournit, sans que les vaso-moteurs aient été mis en jeu? Si l'on considère de plus que le mot de paralysie réflexe donne, par sa comparaison avec le mot mouvement réflexe, l'idée que les centres nerveux peuvent activement produire le mouvement et la paralysie, on substituera volontiers à cette désignation, non pas erronée, mais équivoque, celle de paralysie par irritation périphérique (Mitchell, Vulpian).

6° *Epuisement nerveux.* — Enfin, il est une cause que nous croyons devoir indiquer, quoiqu'elle ne soit pas encore solidement démontrée : c'est l'épuisement nerveux. Piorry publiait autrefois un cas de paralysie des extenseurs par suite de contracture des fléchisseurs (2), M. Mitchell dit dans son ouvrage : « J'ai vu, il y a quelques mois, un malade dont la main, par suite de circonstances diverses, avait été maintenue dans un état d'extension excessive. L'extension des doigts était devenue impossible (3). »

Ne pourrait-on pas trouver l'explication de ce fait

(1) Brown-Sequard. C. E. *Leçons sur le diagnostic et le traitement des principales formes de paralysie des membres inférieurs.* — Traduit de l'anglais par le docteur Richard-Gondon, 1864.

(2) *Gaz. des hôp.*, 1845.

(3) *Loc. cit.*

dans ce passage de M. Béclard : « Il est remarquable que les décharges galvaniques et aussi les excitants de toutes sortes appliqués au nerf qui se rend au muscle, ont sur le pouvoir excitateur du nerf les mêmes effets que sur la tonicité elle-même : c'est ainsi que la faculté excitatrice du nerf qui anime un muscle s'éteint beaucoup plus vite quand on le fait traverser par de nombreuses décharges galvaniques, que quand on l'excite de loin en loin (1). »

En appelant épuisement nerveux cette cause de paralysie du radial, nous n'avons pas eu d'autre idée que de la localiser dans le nerf lui-même; à part cela, nous lui aurions laissé le nom que lui assigne M. Duchenne : Paralysie par fausse position. C'est elle qui amena cette paralysie du radial chez ce jeune homme qui, pendant plusieurs heures, était resté au spectacle, les mains appuyées sur une rampe et le poids du corps portant sur les membres supérieurs, principalement sur le bras gauche (Duchenne); chez ce chauffeur, qui se coucha ivre sur le sol, la main droite fléchie supportant le poids du corps (Lequesne), etc. On peut encore la rendre responsable des paralysies produites dans des circonstances bien variables et que nous allons indiquer.

Observation XXIV : *Paralysie de l'avant-bras et de la main résultant d'une fausse position.* Lecoq, (*Gaz. des hôp.*, 24 octobre 1857. Analyse.)

Vers le 15 août, le malade s'était endormi après son dîner, « le coude appuyé sur une table, la tête reposant dans la paume de la main, du côté droit. Il reste dans cette position une demi-heure au plus. » Au réveil, paralysie radiale complète. Contractilité musculaire intègre. — Aucun antécédent à accuser. — Sensibilité intacte. — Trois séances électriques. — Vésicatoires. Strychnine. — Le malade va sensiblement mieux.

Le 14 septembre, courants faradiques à intermittences ra-

(1) *Physiologie*, p. 682.

pides. — Après neuf séances : grande amélioration : possibilité d'écrire.

Observation XXV : « *Paralysie partielle de la main gauche : guérison spontanée.* » (Alph. Ménard, *Loc. cit....*) Un manœuvre, âgé de vingt neuf ans, d'un tempérament bilioso-sanguin, maigre, jouissant habituellement d'un bonne santé, s'endormit la tête appuyée sur la main gauche, de manière que, l'avant-bras étant fléchi sur le bras, tout le poids de la partie supérieure du corps portait sur le coude. Après trois quarts d'heure de sommeil, il se réveilla avec un engourdissement dans l'avant-bras et fut tout étonné de ne plus sentir sa main ; c'était son expression. Attribuant cet état à la position que la partie avait longtemps gardée et pensant qu'il allait cesser d'un moment à l'autre, il reprit son travail. Mais toujours la main retombait dans la pronation, et, pour obvier à cet inconvénient, il était obligé de relever la main paralysée avec celle du côté opposé. — Je vis le malade dans cet état. La main et le bras gauche avaient conservé leur température normale. Il n'y avait ni gonflement, ni rougeur, ni douleur. On pouvait pincer fortement la main de l'individu, sans qu'il en témoignât la moindre douleur. Une forte pression ne produisait qu'une sensation obscure de fourmillement.

Le toucher était légèrement obtus, les articulations du bras et de l'avant bras avaient conservé leurs mouvements libres ; les muscles fléchisseurs de la main jouissaient aussi de leurs fonctions, mais les muscles extenseurs étaient complétement paralysés. Cet état singulier persista malgré l'emploi de divers moyens appropriés. Aucun changement extérieur ne se manifesta dans le membre, de nature à faire soupçonner une pareille affection, sinon le relâchement dont nous avons parlé. Du reste, l'individu dont il s'agit conserva toujours son appétit et sa gaieté ordinaires. Un matin, quarante jours environ après cet accident, il se réveilla totalement guéri de sa paralysie. Il avait cessé depuis longtemps l'usage de tout remède, et, la veille en se couchant, il se trouvait encore dans le même état qu'au premier moment de sa paralysie.)

Observation XXVI : Gatelier (Adrien), quarante ans, maçon, entré le 9 mars 1862, salle Saint-Vincent, lit n° 15, service de M. Tardieu. — (Observation recueillie par M. le docteur A. Ollivier, alors qu'il était interne du service. — Analyse.)

*Antécédents :* Deux pneumonies, l'une à l'âge de sept ans, l'autre en 1848. Bonne santé habituelle. Pas d'excès vénériens, mais excès alcooliques. — Depuis quelque temps, étant occupé à la réparation de fosses d'aisance, il s'était aperçu de douleurs peu vives, non permanentes, limitées au bras gauche. Le 1er mai, il avait travaillé comme d'habitude et n'avait rien ressenti qui pût lui faire soupçonner sa maladie prochaine. Le 2, en se levant, il éprouva de la difficulté à s'habiller. Son bras ne fonctionnant pas facilement, il dut suspendre son travail. La maladie n'a pas progressé.

*État actuel :* Cet homme, bien musclé, porte sur la peau une éruption papuleuse chronique (*lichen agrius*).

Les extenseurs du bras gauche sont complétement paralysés; les fléchisseurs le sont aussi, mais à un degré beaucoup moindre. La sensibilité n'est pas abolie. Il y a un peu de différence de volume entre les deux bras. Rien dans les mouvements de l'épaule. La contractilité électrique est conservée; pas de modification appréciable. Bains sulfureux; électrisation pendant dix minutes, tous les jours.

Le 22, la main peut déjà être un peu étendue; le malade serre plus vigoureusement, etc...

*Nota.* On sait que les maçons se servent de la main gauche pour lancer le plâtre; lorsqu'ils sont obligés de plafoner, ils le prennent de la main gauche sur la truelle tenue de la main droite. Ils tournent ensuite le bras gauche en pronation. La paume de la main se trouve déjà en arrière et en dehors, et alors le plâtre est projeté.

OBSERVATION XXVII (personnelle). — Gally Louis, quarante-sept ans, peintre en porcelaine, entré le 24 janvier 1874. (Service de M. Gombaud. — Salle Saint-Benjamin. Pitié.)

Ce malade est peintre sur porcelaine depuis vingt ans environ, mais ne se sert pas de couleurs où il entre des préparations de plomb. Aucun antécédent fâcheux à signaler. Pour travailler, il tient le pinceau de la main droite. Celle-ci est appuyée, ainsi que l'avant-bras, par le bord cubital sur une sorte de banquette étroite et peu longue (50 centimètres sur 25), tandis que l'avant-bras gauche, fortement en pronation et la main gauche chargée de soutenir l'objet dont le volume est très variable, ne portent sur rien. Le peintre dispose mieux ainsi de ses mouvements.

Depuis deux mois, quelques fourmillements rares et un engourdissement léger se faisaient sentir dans le bras, sans cause connue, quand, le 16 janvier au soir, ils devinrent plus forts, s'accompagnant de refroidissement et de grande fatigue. Ils augmentèrent d'intensité jusqu'au 20; le 21, le travail devint impossible. Le malade ayant voulu saisir une porcelaine un peu lourde, les doigts se mirent à trembler, s'écartèrent légèrement, et l'objet tomba, tandis que la main prenait une teinte marbrée. Il faut ajouter que la porcelaine était recouverte d'une mince couche de vapeur et occasionna une sensation vive de froid.

Nous trouvons une paralysie complète des muscles postérieurs de l'avant-bras. La sensibilité est très bien conservée. Les doigts sont un peu fléchis dans la main restée froide; le pouce est ramené vers le milieu de la main; la phalangette est fléchie à demi. Le long et le court supinateurs sont paralysés. Les fléchisseurs paraissent l'être un peu. Les interosseux agissent, mais plus faiblement que d'habitude. Au niveau de l'articulation radio-cubitale existe un point douloureux à la pression seulement.

La contractilité électro-musculaire est très affaiblie; elle est presque nulle dans certains muscles.—Electrisation. Bains, etc. La guérison survient lentement; elle est à peu près complète après deux mois, quand le malade quitte le service.

# SYMPTOMATOLOGIE

L'évolution de la paralysie radiale peut être divisée en deux périodes : 1° de début ; 2° de paralysie confirmée.

## I. — Période de début.

La paralysie *a frigore* survient ordinairement d'emblée, sans prodromes : la perte du mouvement est le premier et l'unique phénomène. Parfois cependant, surtout quand la cause agit pendant l'état de veille, on ressent d'abord des engourdissements, des fourmillements incommodes, que Webber explique par une irritation des fibres sensitives. La congestion provoque ces mêmes symptômes et de plus l'hyperesthésie. Mais ces perversions de la sensibilité se rencontrent surtout dans les cas de compression. MM. Vulpian et Bastien (1) les ont étudiées d'une manière spéciale. La compression durait environ une demi-heure. Ces auteurs ont divisé la marche des phénomènes en deux stades : l'un, d'augment ou d'aller, durant depuis le début de la compression à sa disparition ; l'autre de retour ou de déclin, durant depuis la disparition de cette dernière au retour à l'état normal. Chacun de ces stades comprend quatre

(1) *Mémoire sur la Compression des Nerfs*, *Arch. de Phys.*, 1855.

ordres de symptômes, que nous allons passer rapidement en revue :

Premier Stade. — 1° *Fourmillements*, vibrations, fausses crampes, parfois chaleur, sensibilité tactile et motilité souvent intactes : Durée : de deux à dix minutes. 2° *Stade intermédiaire*. Tout semble revenir à l'état normal. Durée : de quelques secondes à un quart d'heure; 3° *Hyperesthésie* de toutes les sensibilités cutanées (tact, chatouillement, température), sensations diverses; 4° *L'hyperesthésie* gagne les parties profondes, puis les sensibilités se pervertissent et disparaissent graduellement les unes après les autres. Douleur, courbature, enfin palysie complète. Durée : de quelques minutes à un quart d'heure.

Deuxième Stade. — 1° *Paralysie* de la sensibilité et du mouvement. Les douleurs profondes disparaissent et les paralysies cutanées et musculaires persistent. Durée : de une à deux minutes, au plus. 2° *Hyperesthésie* de retour : quelques mouvements; les sensibilités reviennent perverties et exagérées. La motilité, les sensibilités redeviennent normales, sauf celle à la température. Durée : de quelques secondes à une minute. 3° *Stade intermédiaire*. Motilité, sensibilité normales, sensibilité thermométrique encore obtuse. Courte durée. 4° *Stade complexe*. Froid centrifuge, puis pesanteur du membre, malaise, lypothymie, agacements allant du muscle aux centres, contractions spontanées, crampes. La volonté agit : les mouvements sont indécis, mal réglés. Fourmillements : vibrations très fortes, puis l'état normal revient, la sensibilité à la température reparaît. Durée : de quelques minutes à un quart d'heure.

On voit que ces deux stades sont identiques, mais la marche des symptômes est inverse dans chacun d'eux. Si l'on s'arrête dans l'expérience à une période quelconque de l'augment, la période correspondante du déclin la remplace. On peut souvent dans les états pathologiques reconnaître cette marche.

Nous ferons observer ici que la compression qui durait une demi-heure environ, n'a jamais amené une paralysie persistante, et cependant M. Panas croit pouvoir donner comme cause d'une paralysie ayant persisté vingt jours ou un mois, une compression qui n'a été exercée que pendant quinze ou trente minutes. Waller, ayant comprimé sur lui-même le nerf radial gauche pendant quarante-cinq minutes, attendit onze jours le rétablissement complet de sa fonction; mais la compression était sans doute plus directe et plus énergique que celle que subit le bras serré entre un banc et la tête ou le tronc d'un individu endormi en plein air.

La commotion des nerfs amène d'une manière plus ou moins rapide la paralysie, mais sans douleur et avec conservation de la sensibilité, ou bien celle-ci réapparaît promptement avec le mouvement.

La contusion, au contraire, fait toujours souffrir au début. Si elle est grave, comme dans l'arrachement, l'écrasement, par exemple, la sensibilité disparaît avec la motilité; si elle est légère, le malade ressent des picotements irradiés vers les extrémités nerveuses, comme cela arrive quand on se heurte le cubital (Tillaux). Les branches sensitives sont affectées d'abord, la motilité l'est ensuite.

La piqûre amène une douleur brusque, violente, irradiée, mais rarement la paralysie que M. Onimus a vue une fois cependant à la suite d'une piqûre du radial par une épée.

Nous en dirons autant d'un corps étranger qui, lui, occasionnera une souffrance caractéristique en un point fixe (Tillaux). Ce n'est que par des complications que survient alors la paralysie.

Lorsqu'un nerf est sectionné, il y a une douleur plus

ou moins vive, une paralysie plus ou moins complète, selon qu'il l'est entièrement ou non.

En général, s'il n'existe pas de complications, les symptômes généraux sont nuls. Mais un fait digne d'attention, qui se produit quelquefois, c'est le choc ou commotion. On l'observe surtout à la guerre. Le blessé, comme du reste tous ceux qu'atteint inopinément un projectile, croit avoir reçu un coup de pierre, un coup de bâton. Il tombe dans la stupeur et est saisi de sueurs froides, de défaillances, de vomissements et parfois de délire furieux. Sur trente-quatre cas de blessures des nerfs du bras, cubital, radial, médian, observés par M. Mitchell, il y eut six fois chute avec perte de connaissance, six fois chute simple, vingt-deux fois possibilité de continuer la marche. Peut-on supposer une violente irritation des vaso-moteurs, suivie rapidement de leur paralysie, et conclure à une congestion de l'encéphale? Ou bien, au contraire, doit-on croire, avec MM. Mitchell et Jaccoud, que l'encéphale a reçu directement la commotion dont les nerfs eux-mêmes ont été affectés? Il ne nous appartient pas de résoudre cette question.

Nous n'avons encore étudié que l'apparition brusque ou assez rapide de la paralysie radiale; nous l'avons vue succéder aux fourmillements après quelques heures, vingt-quatre heures au maximun. Quelquefois, cependant, elle peut venir plus tard. C'est ainsi qu'on a vu les premiers symptômes de la contusion disparaître progressivement, et, trois semaines au plus après la disparition de la douleur, la paralysie survenir.

D'autres fois, à l'engourdissement succède une douleur vive, exacerbante, profonde, pulsative ou lancinante, augmentant par la pression, s'accompagnant de fièvre et d'hypéresthésie de la peau. Le bras présente un peu de chaleur, la névrite se déclare et à cette inflammation succède, après quelques jours, une paralysie souvent rebelle, quand la douleur a disparu. On sent alors le nerf, surtout chez les personnes maigres, comme un cordon ferme et d'un volume variable en différents endroits. Enfin, il y a une variété d'invasion très lente qui se rencontre seulement dans le cas de compression légère, mais croissante et prolongée, alors qu'un anévrysme, une ostéite ou un cal de l'humérus, etc., viennent agir progressivement sur le nerf radial.

### II. — Période de paralysie confirmée.

A ce moment, quelle que soit la cause et quel qu'ait été le début, on observe à peu de chose près les mêmes symptômes dans tous les cas; nous étudierons successivement ceux qui sont fournis : 1° par l'exploration physiologique; 2° par l'exploration électrique; 3° par les désordres locaux de la nutrition.

1° Exploration physiologique. — A. *Mouvement.* — Le malade, en marchant, soutient avec la main intacte le membre paralysé, qui est à demi-fléchi et dont le coude est légèrement écarté du tronc.

On remarque que la main excavée à la face antérieure, bombée à la face dorsale, forme presque un angle droit avec l'avant-bras en pronation. Elle ne peut, quand on la soulève, être maintenue dans la direction de celui-ci. Les doigts sont fléchis incomplètement sur le métacarpe, et leurs extrémités dans les plus grands efforts de flexion, ne peuvent atteindre qu'à la partie moyenne des régions thénar et hypothénar. Le pouce est ramené vers la ligne médiane et sa deuxième phalange est fléchie. Les mouvements du bras et de l'épaule sont normaux. La peau présente sa teinte ordinaire : quelquefois sa température n'a pas varié; mais le plus souvent elle s'abaisse, et les malades accusent une sensation de froid; aussi prennent-ils la précaution d'envelopper la main d'étoffes chaudes (laines, ouate, etc.); dans d'autres cas, la chaleur peut s'élever un peu, c'est lorsqu'il y a une névrite concomitante. Si cet accident a lieu, on observe de la souffrance, sinon il n'y a que des fourmillements dont la paralysie radiale *a frigore* indolente par elle-même, est souvent tout à fait exempte.

« M. le professeur Nélaton a vu un malade chez lequel tous les extenseurs des doigts étaient paralysés. Lorsqu'il voulait prendre un objet, ses doigts partaient comme des ressorts et se fléchissaient si vite qu'ils arrivaient au contact avant d'avoir pu le saisir (1). » L'extenseur paralysé ne joue plus, en effet, par son élasticité et surtout par sa tonicité, le rôle de modérateur vis-à-vis des fléchisseurs, qui, eux, sont les principaux moteurs et agissent en vertu de leur contractilité. « L'avant-bras se trouve projeté comme un corps inerte et sans contrepoids (2). » C'est l'opinion de M. le professeur Sappey. Arrivons aux caractères fondamentaux de la maladie dont on doit la connaissance exacte à M. Duchenne. Nous les retrouvons exposés avec toute la précision désirable dans les observations suivantes :

Observation XXVIII : *Paralysie a frigore du nerf radial gauche.* — Rameau, Jules, quarante ans, journalier, entré le 11 novembre 1869, salle Saint-Vincent, lit n° 19 bis, hôpital Lariboisière (Service de M. le Dr A. Ollivier).

Ce malade est robuste : il se livre à quelques excès de boisson, mais ne commet pas d'excès vénériens.

*Accidents pathologiques.*—Dans l'enfance, il a eu des ophthalmies rebelles. — Il y a cinq ans, il fut atteint d'une paralysie *a frigore* du nerf radial droit. Entré à l'hôpital Lariboisière (service de M. Chassaignac), il y fut traité par des douches de vapeur, par l'électricité et par des frictions avec le baume opodeldoch. Il resta dix-sept jours à l'hôpital, et en sortit à peu

(1) Sappey, *loc. cit.*, t. II, p. 53.
(2) Sappey, *loc. cit.*, t. II, p. 53.

près guéri : quinze jours après sa sortie, la guérison était complète. Cette paralysie avait été contractée pendant le sommeil. Depuis ce temps, le malade n'a jamais ressenti aucune faiblesse dans le bras droit, il s'en servait comme du bras gauche.

Mercredi dernier (10 novembre) au matin, en se réveillant, il sentit son bras gauche engourdi : le poignet était fléchi sur l'avant-bras. Il voulut le relever avec l'autre main, mais aussitôt que celle-ci quitta le membre gauche, le poignet retomba et s'infléchit de nouveau. Le malade vit qu'il était paralysé, et, se rappelant que les symptômes qu'il avait éprouvés il y a cinq ans, lors de son entrée à l'hôpital Lariboisière, étaient les mêmes que ceux d'aujourd'hui, il se décida à entrer de suite à l'hôpital. Le malade raconte qu'il avait dormi toute la nuit, la main gauche portée derrière la tête, sur l'oreiller et, hors des draps. Il faisait froid dans la chambre où il couchait, et où, dit-il, il ne fait jamais de feu.

*Etat actuel.* — 11 novembre. Le malade a le poignet fléchi à angle obtus : il ne peut étendre les doigts. — L'exploration physiologique des mouvements de l'avant-bras et de la main fait constater que les muscles animés par le radial sont seuls paralysés.

1° Le malade ayant placé son avant-bras dans la demi-flexion et dans la demi-pronation, si on l'engage à le fléchir davantage pendant que l'on s'oppose à ce mouvement, on ne voit ni on ne sent le long supinateur se durcir.

2° Le poignet, constamment fléchi, ne peut être relevé par le malade ni être mû latéralement, quand il est posé sur un plan horizontal : (Paralysie des muscles radiaux et du cubital postérieur).

3° Le malade ne peut étendre les premières phalanges des doigts infléchies sur les métacarpiens, par le fait de la paralysie de l'extenseur commun.

4° Lorsqu'on se fait serrer la main par le malade, on sent que les fléchisseurs des doigts ont peu de force; mais il suffit de maintenir le poignet solidement élevé pour voir ces muscles se contracter avec énergie, ce qui prouve qu'ils ne sont pas paralysés.

5° Le court supinateur n'agit plus. En effet, si le malade, ayant placé son bras dans l'extension et dans la pronation, veut le mettre dans la supination, il ne peut y parvenir sans que le biceps se contracte énergiquement et mette l'avant-bras dans la demi-flexion; ce qui n'aurait pas lieu, si le court supinateur pouvait agir, car il est le seul muscle supinateur indépendant, tandis que le biceps produit à la fois la supination et la flexion.

6° Les doigts infléchis ne peuvent être écartés les uns des autres, mais, si l'on place la main sur un plan horizontal, le malade peut rapprocher ou éloigner ses doigts les uns des autres. Les interosseux ne sont donc pas paralysés.

*Sensibilité.* — Le malade ne ressent aucune douleur dans le bras gauche. La sensibilité cutanée tactile, la sensibilité au froid et à la chaleur sont égales des deux côtés. — Il n'y a pas d'endolorissement dans le poignet.

*Electricité.* — La faradisation fait voir que les muscles ont conservé intacte leur contractilité électrique.

Le malade fut soumis, tous les jours, au traitement par l'électricité. Le 20 novembre, le poignet était déjà bien moins fléchi sur l'avant-bras ; le 28, il était revenu à sa rectitude normale, mais ne pouvait être relevé davantage. Il n'y avait aucune douleur. Enfin l'*exeat* fut demandé le 3 décembre. L'extension du poignet était encore gênée : les mouvements de latéralité étaient impossibles. Le bras paralysé n'avait subi aucune atrophie.

Observation XXIX (recueillie par M. le docteur A. Ollivier, alors chef de clinique). — Royer (Louis), vingt-sept ans, peintre en bâtiments, entré le 7 juin 1866, à l'Hôtel-Dieu, salle Sainte-Jeanne, lit n° 2). (Service de M. Grisolle.)

Homme vigoureusement constitué, buvant beaucoup, surtout de l'eau-de-vie, ayant eu du tremblement et un peu de pituite. Sa profession n'a jamais agi d'une manière fâcheuse sur sa santé ; il n'a jamais eu ni coliques ni douleurs articulaires, mais il a le liseré bleuâtre professionnel. — Pas de rhumatisme. — Lundi dernier, après une petite orgie, il a dormi couché sur son bras droit, auprès d'une croisée ouverte : le lendemain, en se réveillant, il a senti un engourdissement douloureux dans ce bras, mais s'est encore servi de sa main pour s'habiller. Bientôt après, il n'a plus pu la mouvoir ni lui demander aucun service.

*Etat actuel.* — La main droite est pendante, dans la flexion. Rien de particulier quant à la coloration, à la température de l'avant-bras droit et de la main, comparées à celles des téguments du côté opposé. — La sensibilité est intacte dans toutes les parties innervées par le nerf radial, c'est-à-dire à la partie externe du bras, à la face postérieure de l'avant-bras, à la moitié externe et postérieure de la main.

Si, l'avant-bras demi-fléchi et dans une demi-pronation, le malade contracte ses muscles, on ne sent plus la saillie dure que doit former le long supinateur, ce qui contraste fortement avec ce qu'on observe du côté opposé : donc le long supinateur est paralysé.

Si, l'avant-bras étendu et la main dont la pronation forcée, on dit au malade de ramener la main dans la supination, en même temps qu'on empêche le biceps d'agir, il ne peut le faire : donc le court supinateur est paralysé.

Si, la main appliquée sur un plan horizontal, on dit au malade de porter sa main dans l'abduction, ce mouvement ne s'exécute pas : donc les deux radiaux sont paralysés.

Donc les quatre muscles de la région externe de l'avant-bras sont paralysés.

Voyons maintenant les muscles de la région postérieure :

Si, la main étant dans la position précédemment indiquée, on dit au malade de la porter dans l'adduction, cela lui est impossible : donc le cubital postérieur est paralysé. Si on dit au malade, l'avant-bras étant horizontal, d'essayer d'étendre la main, il n'a pas la faculté de relever son poignet ni d'étendre ses premières phalanges : donc tous les autres muscles postérieurs sont paralysés. — La main appuyée horizontalement, le malade peut écarter et rapprocher ses doigts : donc les interosseux sont libres. — De plus, si en soutenant dans l'extension les premières phalanges, on dit au malade d'essayer de relever les deuxièmes et les troisièmes, il le fait facilement. Cela prouverait en faveur de l'opinion de M. Duchenne (de Boulogne) qui soutient que ces mouvements sont dus à l'action des interosseux. — Enfin, si la main étant pendante, on veut se faire serrer la main, on sent que le malade agit faiblement. Mais si, après lui avoir relevé le poignet, on recommence l'opération, il serre aussi fortement qu'avec la main gauche.

Au moyen de l'appareil de Morin, on détermine l'extension, l'abduction et l'adduction de la main, mais l'extension ne se fait pas cependant aussi facilement, aussi complétement que du côté opposé. — La sensibilité électrique n'est nullement altérée. Pas de douleurs spontanées dans les parties paralysées.

*Traitement.* — Sinapismes à la face postérieure de l'avant-bras. Bains sulfureux.

9 juin. — La paralysie semble moins accusée et le malade parvient déjà à étendre un peu la main.

30 juin. — Le malade part. L'avant-bras étant étendu horizontalement, il existe encore une légère flexion du poignet; la main s'infléchit très peu au-dessous de l'horizontale. Le malade peut cependant étendre sa main, mais pas aussi complétement que celle du côté opposé. Par l'électrisation des extenseurs, l'extension de la main se fait mieux; mais pas d'une manière aussi complète que du côté opposé, et, chose importante à noter, les premières phalanges sont étendues, les deuxièmes et les troisièmes sont fléchies. Cette flexion arrive aussitôt que la main dépasse l'horizontale et continue son mouvement d'extension sur l'avant-bras. Cette flexion de la troisième phalange n'a pas lieu pour le pouce. Mais on ne sent pas très nettement le relief des tendons qui forment la tabatière anatomique. Le long supinateur se contracte par l'électrisation; mais, l'avant-bras étant dans la flexion, si l'on force le malade à le roidir, on sent que ce muscle se contracte faiblement et forme encore une masse molle.

Les mouvements d'adduction et d'abduction se font, mais sont plus limités que ceux de la main saine.

Comme on peut le voir, les symptômes tirés de l'ordre physiologique sont assez nettement accusés dans ces exemples pour nous dispenser d'en donner une description spéciale. Cependant nous devons dire ou ajouter qu'il existe encore une autre manière de reconnaître la paralysie du long supinateur. On place l'avant-bras dans la demi-pronation et on dit au malade de le fléchir brusquement. Alors on sent, si le long supinateur n'est pas paralysé, une sorte de corde aplatie latéralement au point où il s'insère à l'humérus.

Dans les cas que nous venons d'examiner, le nerf radial n'était paralysé que depuis le point où il sort de la gouttière radiale, mais il l'était complétement : c'est ce qui arrive habituellement. Parfois, cependant, on rencontre des paralysies bornées à une seule des branches qu'il fournit au-dessous de ce lieu d'émergence et même à quelques-uns de leurs filets. Mais ces faits sont très rares.

Observation XXX : *Paralysie partielle du radial.* — Bideau, trente-six ans, forgeron, vagabond, s'endort le 27 octobre, la nuit, sur le sol. Il se réveille paralysé et ne se rappelle pas s'il y a eu ou non compression du bras dans le sommeil. La sensibilité est intacte, sauf à la face dorsale de l'index. Les extenseurs des doigts sont bien plus paralysés que les releveurs du poignet et les supinateurs. L'adduction du pouce est conservée. Contractilité électro-musculaire intacte. Sensibilité électro-musculaire exagérée ; guérison en vingt jours.

Observation XXXI : *Paralysie du long supinateur, côte droit* (Th. de Chapot, 1870). — Ætrez (Stanislas), seize ans, journalier. Santé excellente. Métier pénible : « Toute la journée, il transporte dans ses bras des planches dont la pression s'exerce surtout sur le bord externe du bras droit. Il y a quelques jours, il s'aperçoit que le bras droit perd de sa force et qu'il ne peut plus s'en servir comme à l'ordinaire. Inquiet de son état, il vient trouver M. Paul, qui constate les phénomènes suivants : « Rien d'anormal dans l'attitude du bras. Après avoir fait placer l'avant-bras du malade dans la demi-flexion et dans la demi-pronation, en l'engageant à le fléchir davantage pendant qu'il s'opposait à ce mouvement, il ne put voir ni sentir le long supinateur se durcir. Il resta mou et flasque pendant que tous les autres muscles, qui entrent alors en action, se contractaient énergiquement. Le long supinateur est paralysé. » — Tous les autres muscles de l'avant-bras sont dans l'état normal.

Enfin, il arrive assez souvent de trouver des paralysies du radial tout entier. C'est ce qu'on observe quand une cause quelconque a agi sur le tronc du nerf avant que celui-ci ait fourni une seule branche. Les exemples ne sont pas rares. M. Tranchant en cite un cas très accusé. Le nerf radial avait été comprimé par une béquille, « la flexion de l'avant-bras sur le bras se faisait bien, mais l'extension était absolument impossible. »

Observation XXXII : *Paralysie complète* (Tardieu, *Mémoire sur la mort par suffocation. Extrait des Annales d'hygiène publique et de médecine légale*, 1855, t. IV, 2e série). — Femme Sicot, trente-cinq ans, petite, sèche, muscles peu épais; dans un accident qui survint dans son atelier, elle se trouva pressée contre une muraille. Elle soutint un certain temps l'effort avec son bras gauche; mais bientôt elle fut vaincue, et le bras, qui supportait toute la pression, se trouva paralysé. Il y avait sans doute une contusion du radial au niveau de la gouttière, où l'on voyait des bleus très marqués. Paralysie des extenseurs de l'avant-bras, de la main et des doigts. « En effet, la malade qui peut lever le bras, vu que le deltoïde n'a pas perdu son action, ne peut empêcher l'avant-bras de venir se plier de lui-même, et, en quelque sorte, par son propre poids, sur le bras; aussi ne peut-elle étendre celui-ci qu'en le laissant, en quelque sorte, tomber de manière à le mettre droit avec le bras. » Vésicatoires, frictions, bains locaux. Pas de résultat en vingt jours.

Il ressort de ce qui précède que la paralysie radiale peut être totale ou partielle, non pas dans ce sens tout à fait faux que les fibres motrices du nerf peuvent être atteintes indépendamment des fibres sensitives, mais dans cette signification plus simple et plus vraie que les muscles auxquels il communique le mouvement sont paralysés ou bien tous à la fois, ou par groupes, ou séparément. Elle est complète ou incomplète, suivant que ces organes obéissent encore ou non à la volonté.

B. *Sensibilité cutanée.* — Reportons-nous aux observations précédentes, et nous verrons qu'avec l'abolition la plus complète du mouvement coïncide la conservation presque toujours intègre de la sensibilité cutanée. C'est, en effet, un des symptômes étranges de la paralysie du radial. S'il est seul atteint, la sensibilité de la peau n'est jamais abolie, sinon dans les cas graves, et encore ne l'est-elle que durant quelques jours : dans les cas ordinaires, rarement elle est diminuée. Qu'on touche la peau, qu'on la pince, qu'on l'effleure avec un corps chaud ou froid, on s'aperçoit que les sensibilités tactile, douloureuse, thermique, ne sont pas ou sont très peu modifiées.

C'est principalement à l'occasion de la section des nerfs du bras qu'on a cherché la cause de la persistance de la sensibilité cutanée. Nous ne ferons que rappeler ici les cas de Béclard, de Paget, de Laugier, dans lesquels on pensa à une réunion immédiate; celui de M. Houël, où la sensibilité recherchée d'une manière incomplète après la suture du médian, reparut manifestement après quelques jours; enfin, l'observation si intéressante de M. le professeur Richet, qui signale l'existence de la sensibilité dans toutes les parties animées par le tronc nerveux du médian, vingt-quatre heures après l'accident. On trouvera, dans la thèse de M. Filhol, l'historique détaillé de cette question, dont nous ne devons donner qu'un exposé sommaire.

Quelle explication fournir de ce curieux phénomène? On ne peut admettre que les fibres motrices soient atteintes et les fibres sensitives épargnées. La branche cutanée externe du radial comprise dans la gaîne de ce nerf doit être atteinte en même temps que lui : ses fonctions sont sans doute alors abolies. Les autres nerfs du bras innervent bien les confins du domaine du radial, mais ils n'empiètent pas sur son territoire ; dès lors, pourquoi n'avons-nous pas une anesthésie de la face postérieure de l'avant-bras et d'une partie de la main?

Il est reconnu, aujourd'hui, que si l'on coupe la racine motrice des nerfs mixtes, le bout périphérique est encore sensible, grâce à des fibres récurrentes qui, sorties des racines postérieures, remontent vers les antérieures. Or, qu'arrive-t-il quand on sectionne un nerf cutané de la main?

Les recherches de MM. Arloing et Tripier serviront de base à cette étude (1). C'est sur le chien et le chat qu'ils

(1) *Recherches sur la sensibilité des téguments et des nerfs de la main.— Archiv. de physiologie*, 1869, t. II, p. 32.

ont fait leurs expériences, après avoir attentivement pris connaissance de la disposition des nerfs dans la patte de ces animaux. Ils sectionnent un des nerfs cutanés de la main chez le chien, et ils reconnaissent que, dans le bout périphérique, il existe des tubes nerveux intacts, et que dans le bout central il y a des tubes dégénérés.

Ceux-ci, d'après ce qu'enseigne la méthode Wallérienne, étaient donc des fibres récurrentes encore en communication avec la moelle; les autres étaient la portion de ces fibres dont l'excision avait interrompu la communication avec les centres.

Sans aucun doute, ces fibres peuvent provenir des anastomoses que forment les collatéraux des doigts, si bien observés par M. Sappey, mais plutôt du plexus inextricable que forment les dernières ramifications intradermiques.

C'est, en effet, ce qu'ont prouvé les expériences des auteurs cités plus haut. L'excision des rameaux métacarpiens ne produisant pas l'anesthésie, ils en sont venus à exciser les collatéraux eux-mêmes. La sensibilité restait intacte quand ils en sectionnaient un seul; elle diminuait après la lésion de deux, de trois, mais elle était conservée tant qu'il restait un seul collatéral en communication avec les centres nerveux.

Ne peut-on pas se représenter dès lors à la terminaison des nerfs cutanés comme à l'origine des racines motrices, l'existence de fibres récurrentes augmentant indirectement, dans les points qu'elles traversent, la sensibilité que ces endroits reçoivent déjà des terminaisons directes de certains filets nerveux. Ces fibres ne remontent pas jusqu'aux centres, elles se perdent sans doute sur les rameaux nerveux auxquels elles vont s'accoler, ou bien elles s'en détachent pour se jeter dans la peau.

Ce qui précède nous semble en harmonie aves les idées de MM. Vulpian, Sappey et Richet, que M. Robin partage probablement, puisque pour lui les filets nerveux qui vont se perdre dans les corpuscules du tact, sortent d'anses terminales fournies par le médian et le radial. M. Claude Bernard admet entre les extrémités périphériques des nerfs exclusivement moteurs et sensitifs des communications directes qu'il nomme « paires nerveuses. » Pareille chose existerait entre les filets sensitifs du médian et moteurs du radial et réciproquement: malgré l'autorité du grand physiologiste qui l'a proposée, cette théorie ne semble pas avoir trouvé beaucoup de partisans.

Tout au début, la sensibilité peut être abolie. M. Broca explique cette particularité par une sorte de stupeur nerveuse qui disparaît après quelques jours. Le plus souvent elle n'est qu'affaiblie.

Observation XXXIII (recueillie par M. le Dr A. Ollivier, alors interne). — Level Jean, quarante-cinq ans, serrurier, entré le 3 octobre 1862, Hôtel-Dieu salle Saint-Vincent, n° 18, service de M. Tardieu. — Analyse.

*Antécédents.* — Nuls ; léger alcoolisme. (Trois jours auparavant, le malade avait bu plus que de coutume, mais sans s'enivrer).

*Début.* — Il y a deux jours, le malade, qui s'était levé la nuit pour uriner, remarqua qu'il ne pouvait se servir de la main droite pour mettre son pantalon. Elle était pendante dans le sens de la flexion, et ne pouvait être portée dans l'extension. Elle était froide, ainsi que la moitié inférieure de l'avant-bras et le carpe. La sensibilité y était considérablement diminuée. Ne pouvant continuer son travail, le malade entre à l'hôpital.

*Etat actuel.* — A son entrée, on constate que la main droite ne peut être étendue. Les doigts sont fléchis sur le métacarpe; le métacarpe et le carpe sur l'avant-bras; la sensibilité est presque nulle. La température, jusqu'au tiers moyen de l'avant-bras, est moins élevée que celle de la main droite. Un courant électrique appliqué sur les extenseurs ramène vivement la main dans l'extension. — Bains sulfureux. — Electricité : dix minutes deux fois par jour. — Guérison en vingt jours.

Nous comprenons à présent que la sensibilité cutanée puisse être conservée intacte à la main. Mais comment se fait-il qu'elle le soit à la face postérieure de l'avant-bras ?

Si l'on sectionne, comme l'ont fait MM. Arloing et Tripier, le radial à l'avant-bras, et si l'on excite le bout périphérique, il survient de la douleur, provoquée sans doute par des fibres nerveuses sensitives récurrentes venues des nerfs voisins. Coupons maintenant le radial à la partie supérieure et à la partie inférieure de l'avant-bras, puis irritons la partie supérieure de la portion intermédiaire aux deux sections. L'animal ne souffre pas « ce qui permet de supposer qu'il n'existe pas de fibres récurrentes qui se détachent du médian ou du cubital, et se jettent dans le radial durant son trajet à l'avant-bras (1). »

On arrive ainsi à supposer, pour se rendre compte de la conservation de la sensibilité à l'avant-bras, — que les fibres récurrentes venues des plexus périphériques et des fibres sensitives directes du radial ont pu échapper à la cause du froid (2), et, — que les premières, dans le cas de violent traumatisme, sont assez nombreuses pour donner la sensibilité à toute la face postérieure de l'avant-bras. Les houppes nerveuses ne sont pas atteintes, pas plus que les troncs ou les centres dans la paralysie radiale *a frigore*. Il n'y a qu'une sorte de dislocation de ces houppes au niveau de la fibre musculaire ; la conductibilité du nerf est conservée ; les impressions qu'il reçoit peuvent gagner les centres. Dans les lésions graves du tronc du radial, nous savons pourquoi la sensibilité persiste. Il est vrai que les cas où elle existe dès le début sont

(1) Arl. et Tr., *Loc. cit.*

(2) N'est-ce pas ce qui arrive dans la paralysie faciale *a frigore*, où le trijumeau continue à percevoir les impressions, alors que le facial ne peut exciter les muscles ?

assez rares, et, en réalité, elle est toujours très diminuée, un certain nombre de fibres du radial ne fonctionnant plus.

Si elle revient plus vite que les mouvements, c'est que la peau est soumise à des excitations incessantes, qui ébranlent ses nerfs et activent sa nutrition, tandis que les muscles en repos forcé, s'altèrent; et, quand les nerfs recouvrent leur excitabilité et leur conductibilité, la fibre musculaire ne répond plus à l'ordre des centres. A la durée de la paralysie s'ajoute donc le temps de la réparation du muscle.

2° EXPLORATION ÉLECTRIQUE. — Nous abordons un des points les plus délicats de la question. Le nerf radial n'est plus ici seul en cause. Notre examen doit porter sur les signes fournis par l'électricité dans les lésions des nerfs mixtes en général.

Plusieurs auteurs, Landry et Cyon entre autres, substituent à la dénomination de contractilité électro-musculaire, créée par M. Duchenne, celle d'excitabilité comme plus régulière. Mais, si ce savant a fait une erreur de mot, il n'a pas commis l'erreur physiologique qu'on voudrait lui prêter. Il n'a pas confondu la propriété qu'a un muscle de passer de l'état de repos à l'état de contraction, sous l'influence des divers excitants, avec le phénomène de la contraction proprement dite; ou, en d'autres termes, l'excitabilité avec la contractilité. Aussi nous servirons-nous indifféremment de ces deux expressions, dont la première, il faut l'avouer, est plus exacte.

Avec MM. Onimus et Legros, nous désignerons, sous le nom de contractilité farado-musculaire, celle qui a lieu par les courants interrompus, et galvano-musculaire, celle qui est déterminée par les courants continus.

M. Duchenne a depuis longtemps établi que l'excitabilité électro-musculaire était abolie dans les paralysies infantile, saturnine ou par lésion traumatique des nerfs;

affaiblie dans les paralysies d'origine nerveuse; conservée dans les paralysies dites rhumatismales ou symptômatiques d'une lésion des centres, et dans l'atrophie musculaire progressive. Vraies en général, ces conclusions ne le sont pas dans certains cas particuliers. Ce qui nous intéresse, c'est de savoir ce que devient l'excitabilité du nerf (neurilité de M. Vulpian) et du muscle, dans les paralysies des nerfs mixtes dues au froid ou au traumatisme.

*Neurilité.* — Une chose sur laquelle on est d'accord aujourd'hui, c'est que tout au début de la paralysie (par ces deux causes) l'excitabilité du nerf, soit par les courants continus, soit par les courants interrompus, diminue du tronc vers les rameaux jusqu'au quatrième ou au dixième jour, suivant les auteurs. Elle disparaît alors ou continue à décliner tout le temps de la dégénérescence d'une manière correspondante à la lésion de la partie périphérique : rarement elle existe après deux septénaires.

« Cet état persiste pendant cinq ou six semaines chez les lapins dont les nerfs ont été comprimés ; il peut durer presque indéfiniment chez l'homme, dans certaines affections, la paralysie rhumatismale, par exemple. » (1).

L'excitabilité revient avec la régénération des fibres nerveuses; on ne sait s'il y a un rapport entre la réapparition de la réaction faradique et celle des mouvements volontaires. Ceux-ci sont souvent recouvrés alors que l'excitabilité électrique fait encore défaut.

Erb donne de ce phénomène rare une explication ingénieuse, mais radicalement fausse. D'après lui, le cylindre-axe est seul nécessaire pour conduire les excitations; pour les produire au contraire la présence du cylindre de myéline serait indispensable. Il admet donc la con-

(1) Ollivier, *Loc. cit.*, p. 45.

servation du cylindre-axe, mais M. Vulpian a prouvé qu'il disparaît après quinze ou vingt jours dans les nerfs en voie d'atrophie (1).

Dans certains cas, l'excitabilité persiste pour les courants constants et est abolie pour les courants induits. La durée du courant ne semble pas être la seule cause de cette différence. D'autres facteurs encore mal définis interviennent probablement. Ce qu'il y a de sûr, c'est qu'elle agit et que c'est à Hallé (messidor an IX) (2) que revient l'honneur d'avoir démontré son influence, plutôt qu'à M. Neumann, comme le croient trop volontiers certains électro-thérapeutistes.

Nous avons vu dans les paralysies *a frigore* du radial, alors que l'excitabilité électro-musculaire était conservée, la diminution notable ou même la perte complète de l'excitabilité du nerf. L'observation suivante, que M. Vulpian a communiquée à la Société de biologie le démontre une fois de plus.

Observation XXXIV. — Paralysie *a frigore*.

« Il s'agit d'un homme de quarante-trois ans, ouvrier en photographie, mais ne maniant pas de substance pouvant provoquer des accidents du genre de celui qu'il a éprouvé, et n'ayant d'ailleurs jamais eu de phénomènes morbides, indiquant une intoxication quelconque. Dans la nuit du 26 au 27 janvier 1873, il a dormi dans une chambre mal fermée, très froide et humide. Il était couché sur le côté droit, le bras hors du lit, l'avant-bras en pronation, la manche de sa chemise relevée vers le coude et sa tête était appuyée sur la partie externe du bras. C'est du moins dans cette position qu'il se réveilla le lendemain, avec une sensation de froid, d'engourdissement et de fourmillement dans l'avant-bras et la main, et une impossibilité complète de relever le poignet et d'étendre les doigts. Il chercha à réchauffer sa main et son avant-bras, en les enveloppant dans un

(1) *Influence des lésions des nerfs sur les muscles. Arch. de phys.*, 1872, p. 245 et suiv.
(2) Onimus et Legros. *Loc. cit.*, p. 570 et suiv.

cache-nez en laine, et en les mettant sous la couverture de son lit. Mais la paralysie persista et il entra à la Pitié, salle Saint-Raphaël n° 40, le 29 janvier 1873 (service de M. Vulpian). »

« Dès le lendemain du jour de son entrée, on avait constaté que la sensibilité était conservée à peu près, sinon tout à fait intacte, sous la peau de l'avant-bras et de la main. On avait reconnu aussi qu'il y avait une paralysie absolue de tous les muscles animés par le nerf radial, y compris le long supinateur. L'exploration faite à l'aide d'une machine à courants d'induction (magnéto-électrique) montra que la contractilité de tous ces muscles n'avait pas diminué d'une façon bien appréciable. Lorsqu'on électrisait les muscles extenseurs de la main sur l'avant-bras, les poignets se relevaient bien, les premières phalanges s'étendaient sur le métacarpe ; il n'y avait que le médius qui restât à demi-fléchi sur le troisième métacarpien. »

« A partir du 1er février, on électrise ce malade tous les jours de la même façon, et on ne voit pas de changement se produire jusque vers le 10 ou 12 mars. L'examen ainsi répété chaque jour a permis de constater qu'en réalité il y avait un peu moins de sensibilité cutanée et musculaire dans la partie dorsale de l'avant-bras droit que dans l'avant-bras du côté gauche ; mais la différence est bien minime. Il en est peut-être de même de la contractilité musculaire ; mais la différence entre les deux avant-bras (muscles extenseurs) est encore bien moins nette sous ce rapport que sous le rapport de la sensibilité. »

« Le malade est examiné par M. Duchenne (de Boulogne) vers le 15 mars. C'est le 19 mars qu'on pratique l'électrisation du nerf radial, en plaçant un des électrodes (excitateur à bout olivaire recouvert d'un linge mouillé) sur le trajet de ce nerf entre le long supinateur et le brachial antérieur, et l'autre excitateur (cylindre muni d'une éponge) un peu plus haut et plus en arrière, vers la partie médico-externe du triceps, dans l'endroit où se trouve ce même nerf. C'est ce jour-là que l'on constate pour la première fois que l'électrisation du nerf radial droit n'a aucune action sur les muscles extenseurs du bras, tandis que l'électrisation faite de même sur les mêmes points du bras gauche détermine la contraction de tous les muscles animés par le nerf radial. Le 21 et le 22 mars, on constate une légère amélioration ; la main n'est plus aussi pendante. Les muscles ont conservé leur contractilité au même degré que les premiers jours, c'est-à-dire intacte ou à peu près. »

Or, quel est le point dans lequel le nerf a perdu sa conductibilité et son excitabilité? La sensibilité était conservée dans toute la région du nerf radial et l'électrisation du nerf radial droit, dans tous les points de sa longueur, excitait une douleur aussi vive que celle du nerf radial gauche non lésé. Si donc le froid avait agi sur un point de la longueur du nerf, il faudrait admettre son action sur les fibres motrices seules, ce que M. Vulpian nie. Dès lors, la conductibilité et l'excitabilité du nerf étant intactes, ce physiologiste éminent songe à une modification des filets intra-musculaires et nous assisterions peut-être à ce qui se passe chez les animaux profondément curarisés. En effet, « chez eux, dit M. Vulpian, ainsi qu'on le sait depuis les expériences de M. C. Bernard, les nerfs moteurs ont conservé leur excitabilité, les muscles leur contractilité, et cependant l'électrisation des nerfs moteurs ne produit pas de contraction dans les muscles animés par ce nerf (1). » Des expériences faites sur les grenouilles ont démontré que la contractilité musculaire et l'excitabilité nerveuse revenaient quand ces animaux avaient séjourné quarante-huit heures dans la glace. On a aussi fait des recherches sur les lapins et sur les cobayes.

On arrive ainsi à une conclusion tout à fait opposée à celle que M. Schiff soutient, savoir : « Que les courants induits ne déterminent jamais la contraction directe des muscles, c'est-à-dire qu'ils sont incapables de provoquer la contraction idio-musculaire, et qu'il agissent toujours indirectement par les nerfs moteurs (2). »

*Excitabilité électro-musculaire.*—La durée de l'excitabilité électro-musculaire varie suivant qu'on la recherche à travers la peau ou au moyen de l'électro-puncture.

(1) *Gazette médicale*, 1873, p. 183.
(2) Onimus, *De l'emploi de l'électricité comme moyen diagnostic*, 1870, p. 17.

Dans le premier procédé, qui est celui dont se sert M. Duchenne, l'excitabilité du muscle décroît comme celle des nerfs pour les deux courants. Après huit ou dix jours, elle est très affaiblie; mais alors, selon Erb, tandis qu'elle continuerait à décroître pour les courants induits, elle augmenterait pour les courants constants. M. Vulpian, au contraire, a presque toujours vu l'activité de ceux-ci diminuer, et a démontré que le pôle négatif agit plus fortement que le pôle positif, ce qui existe déjà pour le muscle sain (1). Nous savons qu'il faut expliquer, d'après Hallé, la différence d'action des courants par leur durée. Les courants constants, s'ils n'agissent pas davantage qu'à l'état normal, agissent plus longtemps que les induits. Enfin, ils perdent souvent leur pouvoir dont la réapparition précède le retour des mouvements volontaires et s'accompagne d'hyperesthésie. La faradisation reprend ensuite ses propriétés et le galvanisme restreint de plus en plus sa zone vers les centres. Dans le cas où les courants constants n'influent que sur le muscle, les courants interrompus de retour limitent leur action aux muscles seuls et encore agissent-ils faiblement.

Dans un autre procédé, on recherche l'excitabilité directe du muscle. Les expériences de Landry, de M. Brown-Séquard, de M. Chauveau, sur le nerf poplité, de M. Vulpian, sur le nerf facial, permettent d'assigner à la conservation de l'excitabilité musculaire une durée de douze semaines à deux ans.

« Je puis affirmer, dit Landry, que chez un chauffeur paralysé des muscles postéro-externes de l'avant-bras, à la suite d'une plaie contuse profonde intéressant le nerf radial, j'ai obtenu, au moyen de l'électro-puncture, après onze semaines, et dans des muscles déjà atrophiés, des

(1) *Arch. de physiol.*, 1872.

contractions fibrillaires qui se traduisaient par les oscillations des aiguilles implantées dans le tissu musculaire (1). »

Tout ce qui précède se rapporte au traumatisme violent des nerfs. L'excitabilité du muscle ne subit point les mêmes variations dans les paralysies par refroidissement et par compression vraie, c'est-à-dire sans contusion, sans complication quelconque.

Dans la paralysie par le froid, la contractilité électrique est intacte; c'est la règle. On ne saurait nous objecter sérieusement la perte de cette propriété dans la paralysie du facial, dite *a frigore*. Il y a au moins autant de raisons pour admettre la compression de ce nerf que pour la rejeter. Le froid n'a-t-il pas pu amener la paralysie aussi bien en agissant sur les organes voisins du nerf que sur le nerf lui-même? Et, si ce dernier a été primitivement atteint, n'a-t-il pas pu subir une légère tuméfaction, et, par suite, une compression dans son canal osseux inextensible? C'est pourtant le seul exemple que choisissent les adversaires de la paralysie radiale *a frigore* pour nier la conservation de l'excitabilité électro-musculaire dans les akinésies dues à cette cause. Pourquoi ne tentent-ils pas d'en démontrer l'abolition dans les muscles desservis par d'autres nerfs moins exposés à la compression? Malgré notre grand désir d'en découvrir des cas bien authentiques, nous n'avons pu en recueillir un seul.

M. le docteur Onimus (2), vers qui nous avons puisé de très utiles renseignements donnés avec la plus grande amabilité, dit n'en connaître qu'un exemple unique. La paralysie siégeait dans le deltoïde, mais elle n'était survenue que lentement et peu à peu, après des douleurs très vives dans l'épaule. La contractibilité farado-muscu-

(1) *Traité des Paralysies*, 1859, t. I, p. 103.
(2) *Loc. cit.*, *Art. diagnostic.*

laire était nulle : elle était exagérée pour les courants constants. Mais ici n'avait-on pas affaire à une névrite ascendante compliquant la paralysie?

Quant à nous, s'il nous est permis d'intervenir directement dans cette discussion, toutes les fois que nous avons pu rapporter sûrement la paralysie à un refroidissement, nous avons trouvé l'excitabilité farado-musculaire conservée. En voici une preuve frappante entre toutes celles que nous possédons :

Observation XXXV. — (Recueillie pendant notre internat 1872. — Hôpital de Besançon, service de M. le Dr Coutenot, salle Saint-Denis. — Analyse.) :

Un mécanicien du chemin de fer avait ressenti, au mois de janvier et alors qu'il était sur sa machine, un refroidissement assez intense du bras. Ce membre avait été brusquement paralysé. Aucun accident cérébral : pas d'antécédents, etc. La contractilité électro-musculaire était intacte, un peu affaiblie cependant pour les muscles postérieurs. Electrisation deux fois par jour. Guérison en huit jours.

Depuis longtemps déjà M. Duchenne a signalé des compressions nerveuses où l'électricité faisait encore contracter les muscles. Chaque jour on peut se convaincre de l'exactitude de cette observation, que M. Panas confirme par plusieurs faits nouveaux. Il va même jusqu'à dire qu'il a trouvé la contractilité électro-musculaire intacte. Or, nous venons de voir que, dans les traumatismes des nerfs, elle est sinon abolie, du moins manifestement diminuée après un certain temps, et nous sommes persuadé que si on l'a regardée parfois comme normale, c'est qu'on a négligé de l'étudier dans la partie saine en même temps que dans la partie malade. La compression échapperait-elle à cette loi commune à toutes les autres violences exercées sur les nerfs? On pourrait *a priori* répondre négativement, mais on ne s'appuierait que sur une hypothèse. La méthode expérimentale nous frayait naturellement le chemin vers une solution acceptable : nous l'avons adoptée.

M. Mitchell avait déjà fait quelques essais sur la conductibilité des nerfs soumis à la compression. Il glissait sous le nerf une plaque de liége, puis sur lui un tube de verre de 2 mèt. de diamètre et de 50 cent. de hauteur, élargi à ses extrémités et muni en bas d'un caoutchouc mince. Le tube était rempli doucement de mercure : on le redressait ensuite lentement et on le maintenait à l'aide d'un anneau en liége, échancré pour le passage du nerf. Le nerf était sectionné plus haut que la compression pour que la douleur ne vînt pas modifier les résultats. La conductibilité électrique, intacte d'abord, diminuait rapidement, et après 10 ou 12 secondes, elle était abolie. La compression une fois enlevée, la conductibilité revenait au bout de 15 secondes (1).

Nous avons peine à comprendre la disparition si rapide de cette conductibilité qu'un nerf sectionné ne perd, en général, que le quatrième jour.

Nos expériences ont été faites dans le laboratoire de pathologie expérimentale et comparée de M. le professeur Vulpian, où MM. Carville et Bochefontaine ont mis à nous venir en aide un empressement des plus obligeants. Nous allons indiquer comment nous avons opéré.

La compression portait sur les nerfs du plexus brachial, chez des chiens ; et sur le sciatique, chez des cobayes; elle était exercée par une serre-fine plus ou moins forte, suivant la grosseur de l'animal. Pour éviter toute contusion, même légère, les mors de cette pince étaient garnis d'un tube à drainage, en caoutchouc, d'un millimètre d'épaisseur. Tout tiraillement était évité avec soin. Rappelons brièvement par quel procédé on trouve

(1) *Loc. cit.*, p. 121.

les nerfs du bras chez le chien et le sciatique chez les cochons d'Inde.

Le chien étant couché sur le dos, les membres étendus et fixés par des lacs, on fait à la peau du creux de l'aisselle, au niveau de l'articulation de l'épaule et dans une étendue de cinq centimètres environ, une incision longitudinale. On traverse, en les écartant, les fibres du grand pectoral : on trouve au-dessous le paquet des nerfs du bras qu'on saisit au moyen d'une forte serre-fine préparée comme nous l'avons dit plus haut.

Pour trouver le sciatique chez le cobaye, l'animal étant fixé sur le ventre, on fait, au niveau de l'échancrure sciatique et dans la direction du nerf, une incision de deux centimètres en longueur. On écarte les fibres du fessier : le nerf sciatique mis à nu est attiré doucement au dehors au moyen d'une aiguille de Deschamps, puis on passe au-dessous une petite bandelette de caoutchouc d'un millimètre d'épaisseur, cinq de largeur et douze de longueur. La portion du nerf sciatique ainsi entourée par le caoutchouc, est comprimée à l'aide d'une serre-fine dont les mors ont cinq millimètres de largeur. La patte dont le nerf est comprimé n'est pas assujettie par des liens.

Une fois la compression terminée, nous notions d'abord la marche de l'animal pendant les trois premiers jours. La sensibilité était également recherchée. Le quatrième jour, nous commencions l'exploration électrique.

L'appareil employé était celui de Siemens et Halske, mis en action par une pile de Grenet. On sait que cet appareil, dit à chariot, se compose d'une bobine inductrice fixe et d'une bobine induite mobile, glissant sur une règle divisée en centimètres. Le pied de la bobine inductrice est appuyé contre un montant immobile, vers lequel se trouve le zéro de la graduation; plus la bobine induite est rapprochée de ce montant, plus le courant devient fort. En commençant par un courant faible et en rapprochant la bobine jusqu'à ce que la contraction de la fibre musculaire apparût, nous pouvions ainsi comparer l'état de la contractilité sur deux points symétriques de la patte saine et de la patte malade. Plus il fallait rapprocher la bobine induite, plus la contractilité était faible.

Quand donc nous trouverons un chiffre élevé en cherchant l'état du membre sain, et un chiffre inférieur pour le membre malade, c'est que les muscles de celui-ci auront perdu de leur contractilité.

Il est à peine besoin de dire que ce n'est pas le chiffre absolu des distances des bobines qu'il faut noter. Mille causes peuvent modifier l'intensité du courant ou sa transmission d'un jour à l'autre. Ce qu'il nous importait de constater, c'était, avec ses variations, la différence entre les points auxquels on devait placer la bobine induite pour faire contracter les muscles dans les deux membres; or, nous verrons que cette différence est très marquée.

Les poils avaient été rasés avec soin : la peau était mouillée à chaque séance, qui durait de deux à quatre minutes pour chaque patte. Le nerf ne perdait pas son excitabilité électrique avant cinq ou six jours, à dater de la compression; et nous pouvons dire, d'une manière générale, qu'il provoquait des contractions le quatrième jour encore, la bobine induite se trouvant à un ou deux centimètres plus loin, que si l'on agissait sur la fibre musculaire elle-même. Le sixième jour, il n'obéissait plus au courant.

*Chien n° 1; petite taille.* — Compression des nerfs de la patte droite antérieure commencée le lundi 23 mars, à 1 h. 3/4.

Douleur vivement accusée; évacuation d'urine, etc. Agitation à une ou deux reprises seulement. A 3 heures 1/2, le chien est délivré. La patte droite paraît assez engourdie : l'animal la soulève et en tient l'extrémité ployée de haut en bas et un peu d'avant en arrière sur l'avant-bras, qui, lui, est fléchi sur le bras. Cependant les mouvements, quoique diminués, persistent, et le chien pose de temps en temps le membre à terre. — Deuxième jour : Les mouvements sont diminués peut-être un peu plus que la veille ; la patte est toujours relevée et soutient difficilement l'animal quand il veut l'appuyer sur le sol. La sensibilité est conservée. — Troisième jour : Mouvements peu diminués ; sensibilité normale. — Quatrième jour : la paralysie paraît très légère ; la contractilité farado-musculaire existe des deux côtés, mais à un degré différent. — Les mouvements volontaires reviennent le septième jour.

*Chien n° 2 ; petite taille.*—La compression dure de 2 heures 1/4 à 3 heures 1/2 (patte gauche). La serre-fine fait subir au nerf une légère torsion. L'animal accuse de la douleur sans interruption. On le met à terre immédiatement après l'avoir délié. La patte malade est dans la même position que celle du chien précédent, mais reste tout à fait inerte, et sa paralysie provoque des chutes fréquentes de l'animal. La sensibilité est légèrement diminuée. — Deuxième jour : Le chien ne peut étendre ni l'avant-bras, ni l'extrémité du membre ; il ne peut les maintenir étendus quand nous les étendons nous-même. Il se traîne sur trois pattes. La sensibilité est réellement moindre : la patte n'est retirée que par un mouvement de l'épaule. — Troisième jour : La contractilité électrique est égale des deux côtés ; l'insensibilité, la paralysie sont complètes.

*Cobaye n° 1.* — Jeudi 26 mars. Compression du sciatique gauche, de 3 heures 40 à 4 heures 40. Douleur vive. Rien de bien apparent après l'expérience, ni le deuxième jour. — Troisième jour : Paralysie complète. Si l'on soulève l'animal, on voit que la jambe malade traîne et que les doigts sont serrés les uns contre les autres, tandis que la jambe saine est fléchie sur la cuisse et que les doigts sont fortement écartés. — L'insensibilité est complète.

*Cobaye n° 2.* — Jeudi 26 mars. Compression de 3 heures 50 à 4 heures 40. Mêmes résultats que pour le précédent. Insensibilité complète. Paralysie un peu plus légère.

Les deux chiens ont été sacrifiés douze jours après la compression : section de la moelle épinière, etc. Les cobayes ont été empoisonnés, l'un par le choral (0 gr. 50 cent.) ; l'autre, par le sulfate de strychnine (0 gr. 001 mill.).

Le tableau suivant représente en centimètres les distances de la bobine induite au montant de l'appareil, qui nous ont été nécessaires pour obtenir la contraction des muscles dans les membres sains et dans les membres paralysés de ces animaux, à partir du quatrième jour :

| JOURS | Chien n° 1 | | Chien n° 2 | | Cobaye n° 1 | | Cobaye n° 2 | |
|---|---|---|---|---|---|---|---|---|
| | M. S.[1] | M. M.[2] | M. S. | M. M. | M. S. | M. M. | M. S. | M. M. |
| 4 | 17 | 14 | 16 | 12.5 | » | » | » | » |
| 5 | 15 | 10 | 15.5 | 12 | 13 | 10 | 13.5 | 10.5 |
| 6 | 15 | 11 | 13 | 9 | 13 | 10 | 13 | 10.5 |
| 7 | 15 | 10 | 13 | 9 | 12 | 10 | 12 | 10 |
| 8 | 14 | 12 | 13 | 9 | 12 | 10 | 12 | 10 |
| 9 | 14 | 10 | 12.5 | 11 | 13.5 | 11.5 | 13 | 11.5 |
| 10 | 13.5 | 11 | 11 | 10 | 12 | 10.5 | 12 | 11 |
| 11 | 12 | 10.5 | 12.5 | 11.5 | 13 | 10 | 13 | 11 |
| 12 | 11.5 | 11 | » | » | 13 | 10 | 13 | 11 |
| 13 | » | » | » | » | 15 | 13 | 13 | 11.5 |
| 14 | » | » | » | » | 15 | 13.5 | 13 | 12 |

[1] M. S., membre sain.
[2] M. M., membre malade.

Il ressort de ces expériences : 1° Que la compression ne produit pas toujours la paralysie, puisque le chien n° 1 n'en a pas été atteint ou du moins ne l'a présentée que très incomplétement; 2° que la sensibilité peut rester normale, disparaître ou être exagérée; 3° que la contractilité électro-musculaire n'est jamais abolie chez le chien, même quand la paralysie est très intense, mais qu'elle est toujours diminuée. Cette diminution arrive assez brusquement à son minimum, où elle stationne quelques jours pour revenir progressivement à l'état normal, après un temps qui nous semble devoir être assez long. En est-il de même chez l'homme? La contractilité recherchée à travers la peau disparaît-elle complètement à la suite d'une compression? On en a cité des cas. Mais avait-on pris toutes les précautions que nécessite une étude aussi délicate? Avait-on humecté la peau? Ne s'est-on pas contenté, pour conclure à l'abolition de cette propriété, de constater que les muscles du membre malade ne se contractaient pas, tandis que ceux du membre sain entraient en action? Il aurait fallu augmenter l'intensité du courant et l'on aurait vu, sans doute, que, comme chez le chien, il n'y a qu'une diminution de la contractilité. Cette opinion est rationnelle, puisque l'électro-puncture réveille celle-ci après des traumatismes violents et un temps souvent fort long; 4° que les mouvements volontaires (chien n° 1) réapparaissent alors que la contractilité est cependant encore très faible.

Une objection se présente. Les différences indiquées dans notre tableau ne tiennent-elles pas autant à l'élongation et à la simple exposition à l'air du nerf mis à nu qu'à la compression elle-même? Nous avons voulu être édifié sur ce point. Le sciatique fut découvert sur un cochon d'Inde, puis attiré au dehors : un morceau de caoutchouc fut placé au-dessous du nerf, qu'on abandonna une heure dans cette position. Le troisième, le quatrième et le cinquième jours suivants, la contractilité était égale dans les deux membres, ou du moins diminuée d'une manière insignifiante (1/2 c. entre la position des bobines) dans le membre opéré, qui ne présentait aucun symptôme de paralysie. Très probablement le nerf reste alors intact si l'on a évité de le contusionner ou si l'exsudat ne le comprime pas.

3° Troubles de la nutrition. — On observe rarement dans les paralysies du nerf radial, une élévation de température de la partie paralysée. Elle peut exister cependant, et alors on est tenté de l'expliquer par une paralysie des nerfs vaso-moteurs. Le plus souvent, il y a une diminution marquée de la chaleur, soit au toucher, soit au thermomètre. Ce n'est point, d'après nous, à une seule cause qu'il faut attribuer ce phénomène. L'abolition du mouvement, le désordre du système trophique et, plus tard, la rétraction et l'atrophie des fibres musculaires vaso-motrices, la diminution de circulation par atrophie du membre, sont autant de raisons qui s'unissent pour produire le refroidissement de la partie paralysée.

La peau est pâle, mais elle peut se colorer de teintes marbrées. M. Mitchell a vu survenir, dans un cas de blessure du radial, avec affaiblissement de la sensibilité et du mouvement, les douleurs cuisantes de la causalgie, avec éruption érysipélateuse, tension et rougeur de la peau. Quelquefois, à des vésicules où à des bulles succèdent des ulcérations qui guérissent rapidement. Celles-ci ont été aussi remarquées au pourtour des ongles, que nous avons vus (Obs. XI) s'amincir et croître beaucoup dans un cas de compression. Ils avaient une tendance à se recourber sur le côté de la phalangette. Chez ce même malade, les poils avaient pris un développement exagéré, circonstance notée par M. Tillaux d'après Crampton. Legouest, qui signale aussi la croissance et la déformation des ongles, fait observer, ce qui concorde avec le fait dont nous parlons, que l'on trouve surtout cette croissance des poils sur les membres restés longtemps immobiles; par exemple, à la suite des fractures, etc.

Il est assez intéressant de remarquer que, dans les paralysies centrales, les ongles croissent toujours, tandis qu'ils cessent de le faire après la section des nerfs. Quand le mouvement revient, ils recommencent à pousser. Cependant Adelmann, au dire de M. Mitchell, aurait vu l'accroissement du sabot d'un cheval à la suite d'une section du tibial extérieur. Les poils ne se comportent pas dans ce cas comme les ongles. Ils peuvent tomber, mais aussi ils peuvent persister et s'allonger.

La sueur peut être diminuée ou supprimée, ou plus souvent augmentée. Tout ce que nous avons à invoquer pour nous rendre compte de ce fait, c'est un désordre de la circulation, une anémie locale quand la peau est sèche, une stase quand elle est moite. Les veines cutanées diminuent de volume, le pouls paraît moins fort que dans le membre sain.

Enfin, les muscles eux-mêmes sont atteints. Leur tonicité diminue ; après un ou deux jours, ils deviennent flasques et mous et perdent souvent en peu de temps, comme nous l'avons dit, la propriété de répondre aux courants électriques, surtout induits, tout en obéissant encore aux excitants mécaniques : mais ce n'est, avons-nous ajouté, que dans les cas graves, section, contusion violente, etc. Pourquoi cette différence? c'est que dans les désordres légers du nerf, les muscles sont encore soumis à l'action trophique de la substance de la moelle, qui s'exerce par l'intermédiaire des fibres nerveuses musculo-motrices (Vulpian, Weir, Mitchell). On n'en connaît pas davantage; les nerfs nutritifs de Comte, trophiques de Samuel, sont purement hypothétiques. Mais, si l'on ignore comment se fait cette action trophique, on sait que l'atrophie musculaire, à la suite des lésions nerveuses, ne peut être attribuée à l'influence vaso-motrice des centres nerveux sur les muscles. En effet, la section du cordon cervical du grand sympathique n'amène pas l'amaigrissement du côté correspondant de la face. L'atrophie est la même quand on sectionne la racine ou le tronc d'un nerf : la lésion de ce dernier devrait amener des désordres plus considérables si les vaso-moteurs jouaient un rôle, puisque le nerf reçoit encore de ces filets dans son trajet. L'atrophie n'est point non plus le résultat d'un travail irritatif produit par l'excitation du bout périphérique du nerf, directe dans les cas de section complète; directe et réflexe, dans les cas de section incomplète; car, au bout de quelques jours, les nerfs complétement divisés cessent d'agir, et pourtant l'atrophie continue.

Nous croyons cependant devoir admettre qu'il existe un commencement d'irritation dans ce cas. De plus, si le nerf est incomplétement lésé, nous n'osons pas nier l'effet de l'acte réflexe en voyant la suractivité morbide produite dans les tissus. Les faisceaux musculaires présentent une multiplication des noyaux et des cellules. Le perymisium interne et le sarcolemme sont épaissis. Tout cela est peu marqué, il est vrai; on ne trouve pas de produits néoplastiques dus à l'inflammation franche. Mais n'est-il pas permis de penser que ces désordres ne sont pas complétement identiques, dans leur nature et dans leur marche, à ceux qu'amène la section totale? Dès lors, tout en reconnaissant que le retrait progressif des faisceaux musculaires est une modification purement atrophique, nous pensions que l'acte réflexe peut cheminer par les fibres restées intactes et provoquer une partie des modifications signalées. Les cas de névralgie où l'on a vu survenir l'atrophie musculaire nous conduisent à cette conclusion (1).

L'atrophie musculaire ne saurait davantage être attribuée à l'inertie fonctionnllee, car Wirchow a vu les muscles intacts après un repos absolu de trente années (2).

Si l'on peut espérer quelque lumière de l'analogie, c'est surtout ici, en comparant la nutrition des nerfs à celle des muscles. Sectionnons un nerf au-dessus du ganglion, le bout central s'altère, le bout périphérique reste intact. Sectionnons-le au-dessous, le contraire arrive. C'est ce que Waller a démontré. Malgré cela,

(1) Brown-Séquard. Voy. Ollivier. *Loc. cit.*, p. 126.
(2) Wirchow. *Pathologie cellulaire.*

dans les deux cas, la fonction du bout périphérique est abolie. Enfin, la marche rapide des lésions musculaires ne peut s'expliquer par le repos.

Il faut donc reconnaître, pour se rendre compte de l'atrophie musculaire dans les paralysies, un désordre de l'influence trophique (Waller), progressant du centre à la périphérie dans les deux ordres de nerfs.

Mais ce mot ne sert en réalité qu'à cacher notre ignorance. Que de doutes à émettre ! Comment, par exemple, si par le curare et par le froid la communication entre les houppes nerveuses et la fibrille musculaire est suspendue pour la volonté, l'influence trophique peut-elle encore exercer son action ? Et cependant le muscle reste alors excitable et ne s'atrophie presque jamais.

C'est dans les ouvrages de M. Vulpian, de M. Brown-Séquard, de M. Mitchell et dans la thèse de M. A. Ollivier qu'on trouvera les détails les plus complets sur cette question si vaste de l'atrophie.

Les symptômes de l'atrophie ont la même marche et les mêmes caractères dans la paralysie du nerf radial que dans celle des autres nerfs. On la trouve, mais rarement, dans les paralysies *a frigore*, sans complications.

Observation XXXVI : *Observation de paralysie radiale a frigore* (douleurs). — « X., dix-neuf ans, charretier, a passé une nuit très froide dans un endroit mal abrité. Le lendemain, douleurs vagues dans le membre supérieur droit. Paralysie des extenseurs des doigts et du poignet ; atrophie notable après trois semaines de maladie ; insensibilité de la peau dans la région dorsale de l'avant-bras seulement. Guérison au moyen du galvanisme. » (Tailhé.)

Elle se manifeste surtout quand le nerf a subi un traumatisme ; elle arrive plus vite s'il y a eu une section ou une excision que par tout autre mode. Ce sont aussi les plaies du nerf qui provoquent le plus d'altérations de la peau, des autres tissus, des os eux-mêmes (Vulpian). Pour M. Mitchell, au contraire, elles surviennent plutôt dans le simple ébréchement du nerf, par un effet d'irritabilité.

Aux désordres de l'atrophie se joignent dans les cas graves des complications du côté des articulations. Des éminences osseuses viennent faire saillie sous la peau, qui résiste souvent, mais s'ulcère au moindre choc. Ce sont surtout les extrémités supérieures des deuxième et troisième métacarpiens, le scaphoïde, le semi-lunaire, qui soulèvent les téguments et déterminent des déformations que la chirurgie est impuissante à réparer.

# DIAGNOSTIC

S'agit-il d'une paralysie des extenseurs? Est-ce une paralysie du nerf radial? Cette akinésie est-elle due au froid ou à une cause traumatique? Et, dans ce dernier cas, quel a été le genre de violence? Voilà les principales questions que l'on peut se poser au lit du malade. Nous tâcherons de les traiter avec ordre et clarté.

1° Il suffit d'avoir présents à l'esprit les caractères si positifs de la paralysie des extenseurs pour ne pas la confondre avec d'autres maladies qui peuvent la simuler plus ou moins exactement. Parmi celles-ci, l'atrophie musculaire progressive occupe la place principale. Or, dans cette affection, le muscle a perdu sa force; il ne peut plus exécuter le commandement que le nerf lui apporte de se contracter. C'est le contraire dans la paralysie, où le muscle est vigoureux, mais n'obéit pas ou obéit mal à un ordre qui n'a pu lui parvenir, ou ne lui est parvenu qu'imparfaitement. Dans la première, les muscles sont atteints d'une manière irrégulière dans toute la longueur du membre, et l'amaigrissement, la déformation de certaines parties sont les phénomènes du début. C'est ainsi que les éminences thénar et hypothénar, les interosseux sont atteints d'abord. Dans la seconde, les désordres sont limités au département du radial, que le défaut de conductibilité ou d'excitabilité ait, du reste, son origine sur la longueur du nerf ou à ses plaques terminales. En outre, le dépérissement du muscle, quand il survient, est alors toujours consécutif. Toujours, dans la paralysie saturnine et très fréquemment dans la paralysie par compression, la contractilité électro-musculaire est abolie. Elle se trouve conservée dans l'atrophie; mais, vu la raréfaction et la faiblesse des fibres musculaires, elle est moins accusée que dans la paralysie *a frigore*.

La contracture des extrémités supérieures se fera reconnaître aux symptômes suivants : presque toujours elle s'accompagne de prodromes généraux, tels que courbature, céphalalgie, vertiges; et locaux: douleurs, fourmillements intolérables; — puis, la main se fléchit sur l'avant-bras; mais alors on sent, à la partie antérieure du corps, des cordes saillantes, qui ne sont autres que les tendons des fléchisseurs tendus, durs et résistants. Les doigts, fortement fléchis dans la paume de la main, sont recouverts par le pouce, — ou bien ils sont légèrement fléchis et écartés en forme de griffe, — ou encore ils sont étendus et rapprochés comme dans l'action d'écrire (Grisolle). Le plus souvent, on ne peut les étendre; jamais on ne parvient à le faire sans causer de la douleur. Enfin, indépendamment d'une souffrance spontanée, continuelle, assez vive, on remarque des crises et une diminution de la sensibilité des doigts.

La flexion permanente des doigts peut être due à une ancienne lésion articulaire du poignet, à une maladie des tendons, à une cicatrice vicieuse, ou à une simple rétraction musculaire. On n'éprouvera aucune difficulté pour laisser reconnaître ces affections. Quant à la paralysie des interosseux, elle donne à la main l'apparence d'une griffe. Le poignet peut être étendu sur l'avant-bras et les premières phalanges peuvent l'être sur le métacarpe.

2° Jusqu'ici nous n'avons fait que diagnostiquer la paralysie des extenseurs. Nous devons chercher à présent si elle est due à une altération du nerf radial ou à quelque autre lésion. Les causes qui amènent le plus souvent la paralysie des extenseurs, sans agir sur le nerf radial, ce sont certaines intoxications et certaines névroses. Nous indiquerons ici les caractères par lesquels ces paralysies, dues à un empoisonnement, se différencient de celles du nerf radial.

A. *a. Intoxication saturnine.* — Le liseré gingival, l'entéralgie, la constipation, la petitesse du pouls, la diminution de volume du foie, et surtout les coliques, seront des signes précieux la plupart du temps. Mais il peut se faire que les commémoratifs soient difficiles à établir : la paralysie peut apparaître comme premier symptôme, et cependant il est de la plus haute importance de reconnaître l'action du plomb, puisque, comme l'a dit le docteur Bachon (1) : « Un médecin de Paris est mort parce qu'on a reconnu trop tard que la paralysie dont il était atteint était causée par un empoisonnement saturnin. »

La confusion a été faite alors même que les commémoratifs semblaient la rendre impossible.

Observation XXXVII : *Paralysie par compression* (Mitchell). — Il s'agit d'un homme ivre. « La pression avait laissé des traces sur le côté externe et postérieur des deux bras, comme si l'homme s'était endormi les deux mains croisées derrière la tête. Lorsque la police l'avait ramassé, l'un de ses bras appuyait sur le tranchant d'un décrottoir et l'autre sur le bord d'une marche. Il était alcoolisé au point que ses jours furent en danger. Dès le lendemain, on constata dans les poignets une certaine impuissance musculaire. Quelques semaines plus tard, il me fut amené, ayant été traité, dans l'intervalle, pour une paralysie saturnine, dont il n'avait pourtant d'autres signes que la paralysie des extenseurs. Il se rétablit par un emploi prolongé de l'électricité. »

(1) *Loc. cit.*

Heureusement, il y a des signes qu'on peut regarder comme pathognomoniques de la paralysie saturnine des extenseurs ; ceux-ci, on le sait, subissent les premières atteintes aux extrémités supérieures et dans un ordre invariable. Si nous examinons un malade atteint de cet accident, nous voyons que le médius et l'annulaire sont plus fléchis dans la paume de la main que l'index et l'auriculaire. Les supinateurs, le long surtout, sont intacts, et ce dernier, quand on fait fléchir sur le bras, l'avant-bras en pronation, forme une corde dure à son point d'insertion à l'humérus. Quand la paralysie commence ainsi par un seul bras, l'autre ne tarde pas à être affecté. Ajoutons que l'excitabilité électro-musculaire est anéantie ou très affaiblie et que la sensibilité cutanée est très diminuée. Ces derniers signes n'ont de valeur, pour nous, qu'autant qu'ils sont joints aux autres, car nous avons vu que, dans bien des cas où l'action du plomb n'était pas admissible, cette excitabilité et cette sensibilité pouvaient être perdues. Mais il est un écueil qui se présente quelquefois. Nous avons vu que la paralysie du nerf radial pouvait n'atteindre que les muscles situés plus bas que le long supinateur. C'est alors, si la cause nous échappe, qu'il faudra interroger avec soin les habitudes du malade et rechercher si le tabac, le thé dont il se sert, n'ont pas été en contact avec le plomb ; si la bière, l'eau qu'il boit, n'ont pas été, l'une sophistiquée par des préparations malfaisantes, l'autre altérée par les conduits qui la procurent, etc.

*b. Mercure.* — Les paralysies qu'il provoque sont précédées d'accidents épileptiformes et arrivent au dernier degré de la cachexie hydrargyrique. La salivation, la stomatite, la roséole mercurielle, l'anémie profonde de toute l'économie ne peuvent laisser aucun doute sur la cause.

*c. Sulfure de carbone.* — Si les altérations du mouvement arrivaient avant tout symptôme d'empoisonnement par cette substance, on pourrait facilement les confondre avec une paralysie du nerf radial. Elles portent, en effet, surtout sur les extenseurs et les supinateurs, et certains auteurs ont même avancé que le nerf était primitivement atteint. Cette assertion n'est pas aussi fondée qu'on a pu le dire. Aussi, nous contenterons-nous de donner les symptômes de cet empoisonnement, grâce auxquels on pourra toujours reconnaître la cause de la paralysie : la mémoire est altérée, le malade est irascible ; après une période d'excitation, il tombe dans la torpeur ; son goût, son odorat sont pervertis, et il se figure sentir l'odeur du sulfure de carbone ; enfin, il a des nausées, des vomissements, des coliques : les matières rendues sont infectes. Les fonctions génésiques sont abolies.

*d. Arsenic.* — Ce poison provoque plutôt la contracture des doigts que leur paralysie. Du reste, on aurait, pour s'éclairer dans un cas douteux, les vomissements, l'âcreté de la gorge, la chaleur à l'épigastre, les douleurs des jointures, les démangeaisons, les sensations de brûlure et de froid aux mains, les ulcérations des fosses nasales et des points qui correspondent à la flexion des membres.

*e.* Quant aux paralysies des extenseurs par le miasme paludéen, par le charbon, par le tabac, et principalement par l'alcool, dont on commence à citer des exemples (1), elles sont relativement très rares. Leur prompte extension aux deux bras et les antécédents mettront suffisamment en garde contre l'erreur.

B. Les lésions du cerveau ou de la moelle n'amènent pas des paralysies aussi limitées. Du reste, le bras et d'autres muscles de l'avant-bras seraient toujours atteints, à défaut du membre inférieur et de l'autre membre supérieur, et le diagnostic ne resterait pas longtemps indécis s'il

(1) Hérard. *Gaz. des hôp.*

pouvait l'être un instant. — Dans les paralysies de cause cérébrale, la contractilité électrique persiste, elle augmente même au début. Il en est de même, quand la cause étant spinale, les membres paralysés sont innervés par un segment de moelle intact : dans les muscles innervés par les points lésés de la moelle, elle est abolie. — Les névroses peuvent amener aussi des paralysies, mais, comme le dit M. Jaccoud (2) à propos de l'hystérie : « Dans les membres, la paralysie n'est jamais bornée à quelques groupes de muscles : elle les atteint tous et elle y est complète. L'abolition du mouvement volontaire est absolue. L'état de la motilité réflexe est variable; il en est de même de la motilité électrique. » Ajoutons que la sensibilité peut être diminuée, normale ou augmentée. Elle augmente surtout dans les paralysies par névralgies.

La paralysie infantile, limitée à un bras, peut simuler au début la paralysie radiale, mais elle n'atteint pas d'emblée les muscles qui sont sous la dépendance de ce nerf; de plus, l'enfant est peu exposé au froid et l'atrophie est rare dans la paralysie *a frigore*, rapide dans la paralysie infantile.

Enfin, on n'oubliera pas, pour arriver à localiser exactement la lésion dans le nerf radial, de faire la part des désordres réflexes et de la propagation possible de la sclérose ou de la névrite subaiguë du nerf affecté au plexus.

Avant d'attribuer au rhumatisme articulaire aigu une paralysie survenue pendant que les articles sont encore tuméfiés et douloureux, on aura bien soin de s'enquérir si le malade n'a pas subi de refroidissement dans son lit.

Pour ce qui est de la paralysie due au rhumatisme musculaire, ceux qui l'admettent donnent comme caractère différentiel principal de cette variété, l'exagération

(2) Jaccoud. *Pathol. int.*, t. I, p. 411.

de la sensibilité musculaire profonde. — Nous avons déjà dit ce que nous pensons de cette forme de paralysie.

3° Une fois la paralysie du nerf radial reconnue, on doit se demander quelle en est la cause. Les commémoratifs seront très utiles la plupart du temps. Eux seuls pourront renseigner le médecin sur l'étiologie des paralysies par la chaleur, par irritation périphérique, par épuisement nerveux, etc. Mais le point important est celui-ci : Est-il possible de savoir si la paralysie est due à un traumatisme ou au froid? Négligeons les renseignements que l'on peut recueillir et tenons-nous-en à l'observation. L'électricité va nous apporter ses lumières.

Quand un nerf est séparé de la moelle, la contractilité électro-musculaire disparaît en quelques jours. Tous les traumatismes violents aboliront donc l'excitabilité électrique. Nous savons qu'elle est conservée dans les paralysies *a frigore*. On peut donc conclure que, dans la paralysie du nerf radial, s'il y a abolition de l'excitabilité électro-musculaire, il y a une cause traumatique. La réciproque n'est pas complètement vraie, car, dans quelques cas de compression légère, cette excitabilité peut être conservée. Mais alors elle n'est jamais intacte, tandis qu'elle l'est presque toujours dans la paralysie par le froid. Voici un autre signe différentiel entre les effets paralytiques de la compression et ceux du froid, signe que nous n'avons pas vu indiqué ailleurs que dans M. Mitchell. Le froid amènerait d'abord un abaissement de la température, par suite de la contraction des vaso-moteurs, puis ceux-ci paralysés se dilateraient; il y aurait chaleur, tuméfaction, congestion persistant plusieurs jours; dans la compression, au contraire, il y aurait abaissement, jamais élévation.

« J'ai rencontré deux fois, dit-il, un abaissement de 0° 5 dans un cas; de 1° dans l'autre, chez des malades qui avaient été frappés de paralysie du bras pour s'y être reposés trop longtemps pendant leur sommeil. Et pourtant j'ai vu ces malades douze heures seulement après l'accident. Il semblerait donc y avoir une différence essentielle encore inexplicable entre les conséquences de la paralysie par refroidissement et de la paralysie par compression (1). »

Notre observation XI ne concorde pas avec cette remarque du célèbre chirurgien américain. L'époque à laquelle on prend la température doit modifier notablement, ce nous semble, l'état de la calorification du bras.

4° Il est très difficile d'assigner des caractères différentiels aux causes traumatiques. Les recherches de M. Tillaux n'ont pas fait disparaître cet embarras. Tout ce que nous pouvons dire, c'est qu'au caractère de la compression précédemment indiqué, on peut joindre celui-ci, que M. Mitchell admet avec Waller : la paralysie par compression ne serait pas limitée aux muscles qui se trouvent sous la dépendance directe du nerf. Quand un nerf est tout à fait sectionné, le courant, déterminé plus haut que la plaie, ne produit rien : il y a peut-être une légère élévation de température suivie d'un abaissement. Celui-ci arrive de suite quand la section est incomplète, à moins qu'il n'y ait une névrite, qui s'annoncera, du reste, par une sensation de brûlure.

L'écrasement ou la ligature entrave la conductibilité nerveuse sans agir sur la conductibilité électrique (Mitchell). Une blessure partielle amène la perte ou la diminution de la sensibilité musculaire et l'affaiblissement ou la disparition de l'irritabilité provoquée par les excitants traumatiques ou électriques.

Enfin, dans la paralysie par névrite, il y a diminution ou abolition de la sensibilité cutanée et musculaire, et de la contractilité électrique. Elle ne différerait de celle dont

(1) *Loc. cit.*, p. 198.

la cause est la névralgie que par l'élévation de la température.

Il ne sera pas inutile, pour mieux indiquer encore la marche à suivre, si l'on veut arriver à un diagnostic positif, de rapporter cette observation intéressante.

Observation XXXVIII. — Eugénie Wagner, vingt-cinq ans, chapelière, entrée le 25 février 1874 (Hôpital de la Pitié, service de M. le Dr Vulpian, salle Sainte-Claire, lit n° 35).

*Antécédents.* — Rachitisme: déformation de la colonne vertébrale à la portion cervico-dorsale surtout. Traces de rachitisme dans les membres inférieurs. Le bras droit et le bras gauche sont bien conformés. Depuis très longtemps, il n'y a rien eu d'aigu du côté du rachis. Bonne santé habituelle.

Il y a un mois environ, la malade ressentit, pendant plusieurs jours de suite, des fourmillements dans le bras droit. Un matin, elle se réveilla avec une paralysie radiale très caractérisée. Impossibilité de l'extension de la main et de la supination : l'avant-bras peut être étendu sur le bras. Sensibilité intacte.

La cause était-elle médullaire? Assurément non, car d'autres nerfs auraient été paralysés en même temps que le radial, et, s'il l'eût été seul, la paralysie l'aurait du moins atteint dès son origine, et assurément le triceps aurait été atteint comme les autres muscles.

Les commémoratifs excluaient toute idée de traumatisme violent, et l'absence de symptômes généraux nous permettait d'éloigner l'idée d'un empoisonnement chronique quelconque (mercure, plomb, etc.). Mais la cause ayant agi pendant le sommeil, il eût été difficile, sans le secours de l'électricité, d'assigner pour cause à cette affection la compression plutôt que le froid. L'excitabilité du nerf radial, recherchée au niveau de la gouttière, était abolie. Le triceps obéissait au courant induit; mais il n'en était pas de même des muscles postérieurs de l'avant-bras. L'électrisation localisée n'en faisait contracter aucun. La compression nous parut donc avoir été la cause réelle de cette paralysie à début lent, avec les fourmillements, les picotements ordinaires, mais sans douleur véritable. Celle-ci aurait dû exister pour qu'on pût attribuer la paralysie au froid, et expliquer, par une névrite ou une exosmose séreuse, la diminution de la contractilité.

# PRONOSTIC. — DURÉE. — TERMINAISONS

D'après ce que Winslow a dit des muscles extenseurs, on comprend pourquoi leur paralysie est moins grave que celle des fléchisseurs. Le véritable mouvement utile de la main est, en effet, la flexion. Aussi la nature a-t-elle mis deux nerfs à l'avant-bras pour mieux assurer cette fonction importante que l'akinésie du radial entrave sans la détruire. Cette affection empêche d'agir les modérateurs de la force : la puissance elle-même est détruite dans la paralysie des muscles antérieurs.

Quand la cause peut être attribuée au froid ou à la compression temporaire, la paralysie du nerf radial n'a pas de gravité. A l'aide d'un traitement bien dirigé, tel que la faradisation localisée, dont nous allons parler tout à l'heure, la paralysie est presque toujours vaincue après un intervalle variant de quelques jours à deux mois. Les professions qui exigent le plus d'adresse des doigts ont pu être reprises sans que le malade s'aperçût de rien, sinon d'un peu de gêne au début, gêne due à la perte de l'habitude autant qu'à un désordre fonctionnel.

La paralysie par compression permanente (exostose, anévrysme, etc.) rend le pronostic dépendant de la cause. On sait que les contusions violentes sont en général plus graves que les plaies franches : ceci est vrai également pour les nerfs. Peut-être la névrite est-elle plus fréquente à la suite de ce traumatisme. L'arrachement est surtout très grave ; car, dans ce genre de lésion, le névrilème s'effile, puis se recoquille : la réunion des deux bouts devient alors presque impossible.

La section nette d'un tronc nerveux est ordinairement beaucoup moins grave qu'une contusion assez forte pour amener une perte complète de la fonction du nerf : les conséquences en sont beaucoup moins sérieuses (Mitchell). On n'en est plus aujourd'hui à songer à la réunion immédiate des nerfs, quand la sensibilité réapparaît promptement. Nous savons à quoi nous en tenir sur ce point. La restauration rapide des troncs nerveux a bien pu se faire chez les jeunes animaux en dix-sept et même en sept jours ; mais, chez l'homme, elle n'arrive qu'après des mois.

Le nerf sectionné, avons-nous remarqué plus haut, subit une dégénérescence atrophique. Or, à un moment donné qui n'a rien de constant, la myéline se reproduit, la gaîne de Schwann se déplisse, le cylindre-axe s'élargit; le nerf, de gris qu'il était, devient blanchâtre, et la restauration est complète. Cette régénération est plus active quand les deux bouts ont été réunis ; mais MM. Vulpian et Philippeaux ont parfaitement démontré qu'elle s'opère aussi sans réunion, même dans le bout périphérique. Ils ont donné à ce pouvoir qu'a le nerf de se régénérer, le nom d'autogénésie (1). « Ce dernier fait nous enseigne que l'influence de la substance grise sur la nutrition des nerfs, bien qu'incontestable, n'est cependant pas d'une absolue nécessité (2) ».

La section complète, malgré les avis opposés de certains auteurs, est plus grave que la section incomplète. L'excision n'entraîne pas un pronostic fatalement mauvais, puisque la réunion a été observée après une abla-

(1) Vulpian. *Leçons sur la physiologie du système nerveux*, 1866, p. 270.
(2) Sappey. *Loc. cit.*, t. 3., p. 327.

tion d'une portion de trois centimètres du radial. En général, elle n'entraîne pas plus que la section complète une infirmité incurable.

M. le docteur Bodier aîné, de Besançon, nous a communiqué deux cas de section du médian, dans lesquels les mouvements ne revinrent qu'après trois ans et même cinq ans. Notre excellent maître et ami, M. le professeur Saillard, nous a adressé cette note sur une section du radial.

Observation XXXIX : *Paralysie ; suite de coup de feu.* — X..., mobile des Vosges, originaire du Thilliot, blessé à Cussey. (Ambulance des Maristes, Besançon.)

« Une balle avait abrasé la gouttière radiale et sectionné le nerf de ce nom. Elle avait contourné ensuite l'humérus, et, glissant postérieurement et inférieurement sous le triceps, était parvenue au niveau du sommet de l'olécrâne. Je ne pus vérifier exactement et *de visu* la nature de la lésion nerveuse. Tout faisait présumer une atteinte profonde, sinon une section totale. Paralysie des muscles postérieurs de l'avant-bras ; ni supination, ni extension ; diminution notable de la sensibilité.»

« Durant un mois à six semaines, je ne m'occupai que de la plaie en séton et de ma contre-ouverture. Rien de nouveau ne survînt. Je crus alors opportun d'employer l'électricité. Les muscles obéissaient très bien aux courants interrompus (1). Comptant sur l'éventualité possible d'une régénération, je continuai l'électrisation pendant le printemps de 1871. Je n'obtins rien en tant que mouvements volontaires. Mais je remarquai que l'équilibre musculaire (extenseurs et fléchisseurs), à l'état de repos, semblait se rétablir. Moins de flexion digitale ; peut-être un peu plus de sensibilité. J'espérais un succès, quand je fis voir le malade à M. le professeur Michel (Strasbourg-Nancy), qui me découragea suffisamment pour que j'aie consenti à diriger le blessé sur le Midi. Depuis, chose importante, dans deux lettres écrites par des mobiles me réclamant des certificats, etc., il me fut assuré que X... avait recouvré une

(1) Nous regrettons que le temps ait manqué pour l'étude comparative de la contractilité musculaire dans les deux membres. Nous ne contestons pas l'existence de celle-ci, mais nous ne croyons pas qu'elle ait été égale des deux côtés.

grande partie des mouvements, assez toutefois pour s'occuper d'agriculture. »

Ainsi, la guérison est possible, mais la durée est longue, et le médecin doit être réservé à cause des altérations qui peuvent survenir dans les muscles et les articulations. Ces désordres n'ont qu'une importance secondaire.

Tant que l'atrophie n'est pas arrivée à son extrême limite, on est en droit d'espérer le retour des fonctions du muscle, qu'on explorera avec le secours de l'électricité.

La conservation de la contractilité farado-musculaire est favorable. Le muscle qui reste inerte aprés trois ou quatre tentatives revient rarement à l'état sain. Mais nous savons que le courant agissant à travers la peau n'indique pas une perte absolue de l'irritabilité. Si celle-ci a disparu, mais réapparaît vite, on peut annoncer à coup sûr la guérison, car les cas où cette excitabilité est revenue ou bien n'a pas cessé, tandis que la volonté restait impuissante, sont excessivement rares. Au contraire, quand la faradisation ne produit rien, quand la galvanisation n'agit plus, on portera un pronostic fâcheux, surtout si les excitants mécaniques, eux aussi, ne provoquent aucune contraction.

La sensibilité de la peau, quand elle est abolie, revient au bout de deux ou trois jours à l'aide de frictions avec la brosse électrique, sinon il y a une altération considérable du nerf.

« Les muscles doivent probablement leur sensibilité aux nerfs qui accompagnent les vaisseaux sanguins (1) ». La perte de la sensibilité musculaire présagerait donc, jusqu'à un certain point, une profonde atteinte du système vaso-moteur et un prochain désordre dans la nutrition des muscles.

(1) Sappey. *Loc. cit.*, t. II, p. 55.

# TRAITEMENT

Le médecin ne doit pas seulement utiliser son art pour combattre la maladie quand elle s'est déclarée, il doit, autant qu'il est en son pouvoir, chercher à la prévenir. Assurément il existe des causes inévitables de paralysie du radial, mais il en est aussi d'autres qu'il suffit de connaître pour les éviter. Les auteurs ont généralement négligé de donner l'éveil sur cette sorte de traitement préventif. Nous ne croyons pas hors de propos de combler cette lacune.

La paralysie radiale étant souvent le résultat du séjour, dans des logements humides, de l'exposition du bras en sueur à un courant d'air froid, etc., c'est à l'hygiène d'abord que l'on doit demander la préservation de cet accident. Sans vouloir exiger une observation trop stricte des principes qu'elle enseigne, on peut cependant donner le conseil de ne point sommeiller la tête appuyée sur le bras, ou celui-ci étendu sur un corps dur qui le comprime.

Nous ne saurions trop combattre l'habitude de dormir les bras hors du lit, surtout relevés derrière la tête, et celle de laisser ouvertes la nuit, même pendant l'été, les fenêtres de la chambre où l'on repose.

Il est presque inutile de recommander les plus grands soins dans l'application d'un bandage à la suite d'une fracture du bras, des lacs destinés à tirer sur celui-ci dans la réduction des luxations de l'épaule, etc. Mais un usage que nous voudrions voir délaissé, principalement parce qu'il a cours dans les hôpitaux, c'est celui des béquilles à un seul montant, dont la traverse est trop souvent sans garnitures, et qui, parfois trop longues, parfois inégales entre elles, peuvent blesser le bras quand elles n'amènent pas la chute du malade. M. Panas est d'avis de les proscrire impitoyablement.

On pourrait fort bien, et sans beaucoup de frais, leur substituer des béquilles à deux montants et à traverse moyenne pour la main. Enfin, la traverse supérieure devrait être munie d'un ressort à boudin et garnie de substances molles, de manière à présenter pour l'aisselle un appui à la fois résistant et élastique.

Avant d'entrer dans le détail du traitement actif, il est bon de savoir que la paralysie du nerf radial, surtout quand elle est due au froid, peut guérir spontanément, alors qu'on n'a fait aucune médication, ou que tous les remèdes employés ont échoué. C'est ce qui s'est présenté dans le cas rapporté par Alp. Ménard. Mais abandonner la maladie à elle-même passerait, avec raison, pour peu rationnel à notre époque, où l'on possède des moyens presque toujours efficaces pour la combattre.

On sera rarement obligé d'établir un traitement général, à moins que la paralysie ne s'accompagne de douleur névralgique, auquel cas on emploierait des calmants. S'il y avait menace de névrite, on s'adresserait aux antiphlogistiques. Plus tard, pour ramener l'excitabilité nerveuse, on pourra essayer la noix vomique, ou son alcaloïde, la strychnine, administrée à l'intérieur.

Les cellules ganglionnaires ont perdu leur habitude de réagir; la strychnine augmente leur excitabilité. On pourra aussi essayer les injections *loco ipso;* mais agissent-elles mieux?

C'est aux moyens thérapeutiques externes que revient

la part presque entière du traitement. Nous ne nous arrêterons pas à décrire tous les moyens employés depuis l'antiquité contre les paralysies locales, depuis la simple flagellation avec des orties, indiquée par Celse, jusqu'aux frictions avec les pommades composées d'Ambroise Paré.

Avant tout, on fera disparaître la cause de la paralysie. S'il y a compression, on enlèvera une tumeur, on modifiera certaines positions, et, on se servira, dans la contusion, des sangsues, de l'eau froide, des calmants; du repos, contre les piqûres. On évitera la suppuration et surtout l'inflammation dans tout traumatisme.

Dans les sections, il faudra nettoyer avec soin la plaie et enlever les corps étrangers; relâcher les tissus; immobiliser le membre avec une attelle, une gouttière; mettre les extrémités du nerf en rapport, c'est-à-dire le bras dans la demi-flexion. Doit-on essayer la suture? Les avis sont bien partagés à ce sujet. Les chirurgiens qui l'attaquent craignent l'infection purulente à la suite de la névrite et de la périnévrite que MM. Eulenburg et Landois ont presque toujours vues survenir après cette opération.

Mais ces expérimentateurs agissaient sur des lapins, qui supportent mal les lésions nerveuses. M. Fournier (1), notre ancien condisciple et ami, n'ose donner un avis favorable à la suture. MM. Tillaux et Vulpian la regardent comme inoffensive. Du reste, l'expérience de M. Verneuil est là. Ce brillant opérateur, dans un cas de section du médian et du cubital, lia le premier de ces nerfs et abandonna à la nature le soin de réparer toute seule le second. Le médian se rétablit très vite; le cubital resta longtemps avant de reprendre ses fonctions.

La suture se fait avec un fil d'argent (Nélaton) ou de

(1) *Etude sur la section des nerfs.* — Th. de Strasbourg, 1870.

lin (Vulpian) M. Mitchell pratique la suture sur le tissu cellulaire voisin.

Une fois le nerf régénéré, on agit à peu près comme si la paralysie avait eu le froid pour cause. Les frictions stimulantes (liniment ammonacial camphré, huile de térébenthine), les sinapismes, la plupart des révulsifs extérieurs, ne semblent pas avoir d'efficacité. Peut-être doit-on faire une exception pour les vésicatoires, saupoudrés ou non de strychnine, auxquels M. Duchenne semble accorder, pour la guérison de la paralysie radiale, une influence presque égale à celle de l'électricité, En tout cas, ils ne peuvent qu'être utiles, combinés avec celle-ci dans le cas où le froid a produit l'akinésie. Ils favorisent la résorption de la sérosité exsudée ou la disparition de l'hypérémie.

L'hydrothérapie n'a probablement pas une grande valeur ici. On essayera les bains sulfureux, les douches en jet (1); de vapeurs aromatiques (Grisolle), ou capillaires ou filiformes (2).

Les moyens mécaniques sont utiles : le malade fera agir sa volonté en même temps qu'on exécutera des mouvements, leur usage ne doit pas être continu.

Piorry vante la gymnastique combinée à l'électricité (3), ou l'extension forcée des doigts à l'aide d'un bandage approprié (4). En cela, il se base sur ce que les muscles se contractent d'autant mieux que leurs extrémités sont plus rapprochées. Le massage par percussion (5) est bon pour ramener la chaleur. Il a élevé parfois la température de 33° à 34°, 5. Le massage proprement dit, fait avec force, vigueur et en même temps

(1) Duval, *Gaz. des hôp.*, n° 99, 1860.
(2) Leurès, *Gaz. des hôp.* n° 156, 1865.
(3) *Gaz. des hôp.*, n° 14, 1864.
(4) Th. de Coupé, sur les *Molybdorganies*, 1853.
(5) Chassagne, *Gaz. des hôp.*, n° 32, 1863.

avec délicatesse et précaution, pendant une heure, n'est pas à négliger. Il favorise l'action de l'électricité qui, sans lui, est parfois inerte.

Celle-ci est le traitement sans contredit le plus efficace. Pendant longtemps, on ne se servit que de la bouteille de Leyde ; mais ce mode est ou insuffisant ou dangereux. Chargée faiblement, en effet, elle n'excite que les muscles superficiels : si elle l'est trop, elle ébranle tout l'organisme. Nous ne faisons que mentionner les bains électriques.

Voyons ce à quoi une attention sérieuse et soutenue a conduit les auteurs.

Les courants induits et les courants constants se partagent leurs faveurs. M. Duchenne est le chef de l'école qui ne reconnaît qu'aux premiers une action thérapeutique. Pour lui, les autres sont ou inutiles ou dangereux. Cet auteur pouvait formuler cette opinion alors que les courants constants étaient peu connus dans leur action. Aujourd'hui, il n'en est plus de même. Rémak est à la tête de ceux qui ont fait revivre l'emploi des courants constants un instant abandonnés. Son attitude agressive souleva contre lui les partisans des courants induits. Après avoir un instant reconnu la valeur de ces derniers, il en vint à les regarder comme nuisibles. Mais il n'avait pas pour penser ainsi les mêmes motifs que M. Duchenne formulant l'opinion contraire et, à vrai dire, ses conclusions sont tout à fait fausses.

A présent, on regarde généralement les courants constants comme agents modificateurs de l'excitabilité et de la conductibilité. Leurs effets électrolytiques sont encore très peu connus. Ce qu'on sait bien, c'est qu'ils agissent faiblement sur le muscle. Tandis que les courants interrompus agissent mieux directement sur ce dernier en le faisant contracter pendant tout le temps de leur passage, les courants constants ne provoquent que d'assez faibles contractions, et encore seulement au moment où ils commencent et où ils finissent.

« Les courants d'induction agissent directement et localement : les courants continus ont une action plus générale, et sur la circulation qu'ils relèvent et sur les nerfs qu'ils influencent d'une manière durable dans tout leur parcours (1). » Ces derniers ont une action spéciale sur les lymphatiques et favorisent la nutrition (Onimus et Legros). Ils produisent dans le nerf une sorte d'ébranlement moléculaire, facilitant le passage de l'influx.

Ils seront donc d'un utile secours, alors que l'on aura à redouter l'atrophie musculaire (section, contusion du nerf).

En résumé, voici comment on peut formuler le traitement de la paralysie radiale à l'aide des deux courants :

1° Lorsque les muscles auront conservé leur contractilité faradique; par conséquent, dans les paralysies *a frigore*, par compression légère, etc., on emploiera les courants interrompus. Les courants constants pourraient également agir, mais il faudrait, pour arriver au même résultat, des éléments nombreux, et l'on produirait une douleur bien plus vive.

2° Si le muscle n'a conservé que la contractilité galvanique, on se servira des courants constants, qui pourront encore produire des contractions; c'est ce que l'on fera dans la plupart des traumatismes.

3° Les deux contractilités peuvent être abolies; les courants constants auront ici un double but : de ranimer l'excitabilité du nerf et du muscle et de combattre ou d'arrêter la dégénérescence de celui-ci. On pourra les utilisera aussitôt que les désordres dus au traumatisme auront disparu. Plus tard, on pourra leur substituer les courants interrompus.

(1) Ollivier. *Loc. cit.*, p. 185,

Par la méthode de l'électrisation localisée, on agit très directement sur les muscles, et l'anatomie nous enseigne où nous pouvons atteindre chacun d'eux. M. Duchenne, grâce à de laborieuses et patientes recherches, a découvert les points où chaque faisceau de l'extenseur peut être isolément excité, avec des courants faibles, bien entendu. Ils se trouvent, « pour le faisceau de l'index, en dedans du second radial externe, à partir de 10 à 14 centimètres au-dessous de l'épicondyle ; — pour les faisceaux du médius, en dedans du premier radial externe, à partir de 3 à 6 centimètres au-dessous de l'épicondyle ; — pour le faisceau de l'annulaire, un peu en dedans du point précédent ; — enfin, pour le faisceau du petit doigt, à 12 centimètres au-dessous de l'épicondyle et au niveau de la face postérieure du cubitus. (1). »

La séance d'électrisation ne doit pas durer plus de dix ou quinze minutes, si l'on emploie les courants induits. On prolongera davantage la séance si l'on se sert des courants constants, faibles, dans le but de modifier les muscles en voie d'altération. Les courants interrompus agréés dans ce but, demandent une grande attention de la part du médecin : on ne les laissera agir que deux ou trois minutes.

Il y a enfin des cas où la paralysie du nerf radial résiste à tout moyen de traitement. Une seule ressource reste alors : c'est de conseiller au malade (quand il a la faculté de se le procurer) l'usage d'un des appareils ingénieux créés par Delacroix et perfectionnés par M. Duchenne, à l'ouvrage duquel nous renvoyons pour tous les détails de leur construction. Nous n'en donnerons qu'une idée générale. A l'avant-bras est une manchette fixée au bras par un bracelet. De la face postérieure de la manchette part une lame rigide, terminée par des digitations

(1) Duchenne, *Loc. cit.*, p. 77.

un peu dirigées de haut en bas et d'avant en arrière et ayant à leurs extrémités de petites poulies sur lesquelles glissent des cordes; celles-ci sont retenues à l'avant-bras par des ressorts à boudin et finissent à la partie inférieure de la première phalange des doigts par une anse qui soutient celle-ci.

On remplace aujourd'hui la lame métallique par les ressorts à boudin, et les cordes par des bandelettes de caoutchouc s'insérant directement sur la face postérieure de la manchette, etc. Cet appareil a, dans certains cas, un avantage incontestable, puisque Delacroix l'a vu permettre à un musicien, paralysé des extenseurs, de toucher du piano.

Sans nous arrêter à chercher s'il ne serait pas possible de simplifier ces extenseurs artificiels, nous ferons observer seulement que, grâce à eux, l'extension est rétablie, et que les difformités qui résulteraient, soit de la tonicité des fléchisseurs, soit de leur rétractilité ou de celle des extenseurs, sont complétement évitées.

Mais que fera-t-on si ces désordres sont déjà survenus?

M. Mitchell conseille les bains, les douches, le massage, l'électricité. Dans les cas où le raccourcissement est borné à un seul faisceau de l'extenseur ou du fléchisseur, la ténotomie remédierait sans doute à cet accident.

Des douleurs vives se manifestent-elles dans une articulation, principalement dans la radio-carpienne, on suspendra alors tout traitement actif : le repos sera le meilleur remède. L'ankylose pourra survenir à la suite. On luttera contre elle par des mouvements modérés. Au repos pourront être joints les anesthésiques locaux, les calmants de tous genres, et enfin les petits vésicatoires placés directement sur la partie malade. S'il reste un épanchement gênant non douloureux, on essayera les résolutifs, la compression de l'article à l'aide d'anneaux de caoutchouc (Mitchell), et l'on tentera de ranimer la circulation de la synoviale par le galvanisme, les mouvements et le massage pratiqués avec prudence.



---

Paris.—Imp. Nouv. (assoc. ouv.). 14, rue des Jeûneurs.— G. Masquin et Cᵉ

## SOUS PRESSE, POUR PARAITRE PROCHAINEMENT

**Traité des maladies du larynx et des régions circonvoisines visibles au laryngoscope,** par le docteur Charles FAUVEL. 1 vol. [illegible] avec planches coloriées.

**Traité de médecine légale,** par le docteur Georges BERGERON, professeur agrégé à la Faculté de médecine de Paris. 1 vol. in-8, avec planches.

**Traité d'anatomie et de physiologie pathologiques,** par le docteur LANCEREAUX, professeur agrégé à la Faculté de médecine de Paris, médecin des hôpitaux. 2 vol. in-8, avec figures dans le texte.

**Traité de pathologie et chirurgie de l'appareil urinaire,** par le docteur MALLEZ. 1 vol. in-8, avec chromolithographie.

**Traité clinique de la fièvre bilieuse mélanurique (bilieuse hématurique du Sénégal),** par le docteur BÉRENGER-FÉRAUD, médecin principal de la marine. 1 vol. in-8.

**Manuel de physiologie,** par le docteur FORT. 1 vol. in-12, avec figures dans le texte.

**Études cliniques de l'alcoolisme. — Des diverses formes du délire alcoolique et de leur traitement,** par le docteur MAGNAN, médecin du service central des aliénés de la Seine à l'asile Sainte-Anne. 1 vol. in-8.

Ouvrage couronné par l'Académie de médecine, prix Civrieux, 1872.

**Études cliniques sur la paralysie générale,** par le docteur MAGNAN. 1 vol. in-8.

**Clinique chirurgicale.** Leçons faites à l'hôpital des Cliniques par le docteur Léon LABBÉ, professeur agrégé à la Faculté de médecine de Paris, chirurgien de l'hôpital de la Pitié. 1 vol. in-8.

**Histoire de la vaccination.** Recherches historiques et critiques sur les divers moyens de prophylaxie thérapeutique employés contre la variole depuis l'origine de celle-ci jusqu'à nos jours, par le docteur Émile MONTEIL, médecin des épidémies. 1 vol. in-8.

**Des opérations d'urgence,** par Louis THOMAS, professeur suppléant à l'école de médecine de Tours, ouvrage précédé d'une introduction et revu par le professeur VERNEUIL. 1 volume in-12, avec figures dans le texte.

**Table générale des matières comprises dans les 20 premiers volumes de la Société de biologie.** 1 vol. in-8.

**Vues longues, courtes et faibles, et de leur traitement par l'emploi scientifique des lunettes,** par le professeur SOELBERG-WELLS. 1 vol. in-8, avec figures. Ouvrage traduit de l'anglais par le docteur DARIN.

**Traité pratique des maladies de l'utérus, de ses annexes et des organes génitaux externes,** par le docteur NONAT, ancien médecin de l'hôpital de la Charité. 2e édit., revue et augmentée, avec la collaboration du docteur LINAS. 3e et dernière partie. — Gratis pour les souscripteurs.

**Leçons de clinique obstétricale professées à l'hôpital des cliniques,** par le docteur DEPAUL, professeur de clinique d'accouchements à la Faculté de médecine de Paris, rédigées par le docteur DESOYRE, chef de clinique. 3e et dernière partie. — Gratis pour les souscripteurs.

**Traité théorique et pratique des applications de l'électricité à la médecine et à la chirurgie.** 1 vol. in-8, avec 150 figures dans le texte, par le docteur CHÉRON, docteur ès sciences, médecin de St-Lazare, etc.

Paris. — Imp. Nouv. (assoc. ouv.), 14, rue des Jeûneurs — G. Masquin et Ce

www.ingramcontent.com/pod-product-compliance
Ingram Content Group UK Ltd.
Pitfield, Milton Keynes, MK11 3LW, UK
UKHW031917260826
14628UKWH00003B/1250

9 782019 655020